これだけは知っておきたい

糖質制限食の
エビデンス

辻本哲郎
虎の門病院分院糖尿病内分泌科部長

中外医学社

はじめに

　現在，糖質制限に関する情報が非常に氾濫しています．その情報は全て正しいものでしょうか？　論文に触れることが多い臨床医や研究者は，間違っていたり根拠がなかったりするような情報はすぐにわかります．しかし，そうでなければ，たとえ医療従事者であっても多くの情報の中で正しいものだけを選択することが極めて難しい状況になっています．それこそ「医師や医学博士が言っているから間違いない」となんとなく思ってしまう方もいるかもしれません．さらに，患者さんや生来健康であった方が，間違った情報を信じた結果，状態が悪化して医療機関を受診するということも決して稀なことではありません．

　私が専門にしている領域は食事や運動などの生活習慣が大きく関与する，いわゆる生活習慣病です．その改善や予防は専門医だけでできるものではなく，多くの方の理解や協力が不可欠です．本書は臨床研究の結果を中心に糖質制限食など糖質・炭水化物に関する正確な情報を提供することを目的にしています．そして，より多くの人々が糖質に対する理解を深めることで，日本の医療の質が更に向上することを期待しています．

　「糖質を控えれば痩せる」，「糖質こそが悪」といった糖質制限に関する過激な情報をインターネット，テレビ，書籍などでしばしば見かけます．数週間で絶対痩せるといったインパクトのある情報は大変魅力的に見えるかもしれません．そして，僅かでも効果を感じ，過剰な糖質制限食にはまり，それ以外の食事療法を極端に嫌う人も実際にいます．ただし，最近の研究結果を知っている医療従事者からすると既に厳格な糖質制限食は積極的には推奨できない食事療法となっています．なぜでしょうか？　それは，厳格な糖質制限食が短期的には減量や血糖値の改善といった効果はあるものの，長期的に

は死亡やがんなどのリスクを高める可能性があることがわかってきたからです．糖質制限をすればするほど良いと考える時代は終わりに近づいています．しかし，残念ながら一般的には（少なくとも日本においては）まだまだ広く糖質制限食を推奨している情報のほうが圧倒的に多いです．さらに困ったことに糖質制限食の良い点だけに焦点を当てて，その危険性については一切触れられないことがほとんどです．

　現在の医療は evidence-based medicine といって，エビデンス（根拠や証拠）に基づいて提供されています．研究の結果はエビデンスとして次から次へと蓄積されていきますが，我々医療者は生活習慣や治療についての研究をエビデンスレベルなども考慮したうえで評価し，その良し悪しを患者さんや一般の方に伝える必要があります．本書は糖質制限食のベネフィットだけでなく，最近明らかになってきたリスクについてもわかりやすく記載しました．また，糖質・炭水化物を中心に，減量や健康を考えるうえで重要な知見や推奨すべき食事内容についてもまとめました．本書は食事指導に関わる医療従事者やインストラクターを主な対象としておりますが，わかりやすい記載を心がけましたので，糖質制限食や健康的な食生活に興味がある人も是非参考にしていただけたらと思います．本書が皆様にとって有用なものになれば幸いです．

　2023 年 3 月

辻本哲郎

Contents

<table>
<tr><td>第IV章</td><td>糖質制限食を再考する</td><td>75</td></tr>
</table>

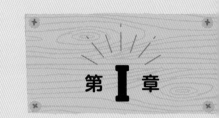

糖質・炭水化物の
押さえておきたいエビデンス

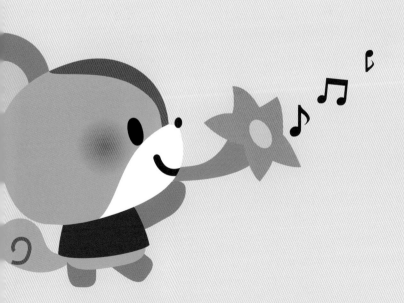

1 糖質・炭水化物の基本

糖質の基礎知識

　糖質と炭水化物は混同しやすいところなのでまずは復習しましょう．身体に必要でエネルギー源となる3大栄養素（エネルギー産生栄養素）が炭水化物，たんぱく質，脂質です．そして，**炭水化物は糖質と食物繊維に分かれます** 図1．糖質は多くの食品や調味料から容易に摂取でき，**1gあたり4kcal**で，その過剰摂取により1日の摂取エネルギーが増大します．一方，食物繊維はほとんどエネルギー摂取量には影響せず，最近では徐々に摂取量が減少していることが問題になっています．

　さて，糖質をもう少し掘り下げていきましょう．糖質はさらに多糖類，糖アルコールなどと糖類に分けられます．**多糖類にはでんぷんなどが含まれ，**我々が食べているお米，パン，麺などが代表的な食品になります．**糖類は単糖類，二糖類の総称です**．単糖類はそれ以上加水分解されない糖類であり，ブドウ糖や果糖などが含まれます．二糖類は2つの単糖類が結合した糖類で

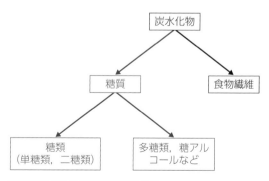

図1 炭水化物の分類について

JCOPY 498-22304

あり，ショ糖（ブドウ糖と果糖）や乳糖（ブドウ糖とガラクトース）などが含まれます．多糖類のでんぷんも結局は分解されて二糖類，単糖類となり吸収されるため，食事で米，パン，麺などからでんぷんを摂取することと，ジュースなどでショ糖（いわゆるお砂糖）を摂取することは，広義に糖質という栄養素の点では同じに見えます．しかし，でんぷんなどの多糖類が多く含まれた食品とショ糖などの単糖類が多く含まれた食品では，それぞれ食物繊維の含有量などその他の栄養成分が異なり，消化吸収にかかる時間なども全く同じというわけではありません．そのため一言で**糖質摂取といっても食品ごとに分けて考える**必要があります．多糖類と糖類の極端な例をそれぞれあげると，多糖類には玄米や全粒粉パン，糖類には砂糖やジュース，などが代表的であり，違いをイメージしやすいかもしれません．

> 同じ糖質摂取でも食品によって身体への影響は大きく違いそうだね

日本人の炭水化物摂取割合は多いほう？　少ないほう？

　日本と世界との炭水化物の摂取量をみてみましょう．PURE study という大規模な前向きコホート研究があり，世界 18 ヵ国で 35〜70 歳が 2003 年 1 月〜2013 年 3 月まで登録されフォローアップされています[1]．ここまで大規模に世界の複数の国でフォローアップされた研究は過去になく，世界中に大きなインパクトを与えている研究です．この研究を参考に世界と日本の栄養摂取割合についてみてみましょう．PURE study に残念ながら日本は含まれていませんが，ちょうど登録期間の中央くらいにあたる 2008 年の国民健康・栄養調査（20 歳以上）を参考にみてみましょう 図2．各国のベースラインのエネルギーに占める栄養摂取割合が大きく異なることは興味深く，炭水化物の割合は中国が 67％ なのに対し，ヨーロッパ・北米では 52％ であり，日本はちょうどその中間くらいの 61％ くらいですね．

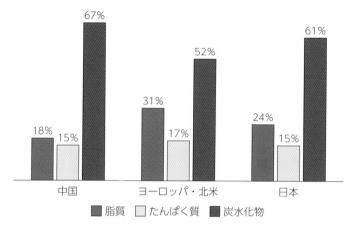

図2 日本と世界の栄養摂取割合

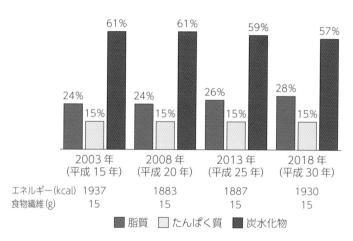

図3 日本人の炭水化物割合の経年変化

日本人の炭水化物割合は低下傾向

　国民健康・栄養調査（20歳以上）[2]を参考に，最近の日本人のエネルギーに占める炭水化物割合をみてみましょう **図3**．徐々にではありますが1日の摂取エネルギーに占める炭水化物の割合が低下しています．エネルギー摂取量や食物繊維はだいたい横ばいであることから，全体的に糖質の摂取量が

少しずつ減っている感じです．かわりに脂質の割合が徐々に増加しているのがわかります．少しずつですがヨーロッパ・北米の栄養摂取割合に近づいていますね．日本は世界的にみて最も長寿な国です．これには医療レベルや衛生面など種々の要因が考えられるものの，食の欧米化が進むことで今後の長寿大国日本が世界の中でどう変化するか注目ですね．

まとめ

🌰 炭水化物は糖質と食物繊維に分けられる

🌰 同じように糖質を多く含んだ食品でも，食品ごとに身体への影響は異なる

🌰 日本は欧米に比べ炭水化物の摂取比率が高かったが，徐々に食の欧米化に伴いその比率が低下傾向にある

参考文献

1) Dehghan M, et al. Lancet. 2017; 390: 2050-62. PMID: 28864332.
2) 国民健康・栄養調査．厚生労働省．
　 https://www.mhlw.go.jp/bunya/kenkou/kenkou_eiyou_chousa.html

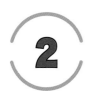

食物繊維はとっても大事

食物繊維の有効性について

　炭水化物のなかの糖質の話を始める前に，もう一方の食物繊維についてお話しします．エネルギー摂取量からすると食物繊維は1gあたり0〜2 kcal程度で大量に摂取することもできないためほぼ無視できます．そのため1日のエネルギーに占める炭水化物の割合という場合はほぼ糖質摂取量と考えられます．ただし，健康上のベネフィットを考えるとこの食物繊維の摂取は極めて重要な部分になります．まずは食物繊維の重要性を示す研究結果をみてみましょう．

　以前から食物繊維の重要性は研究されており，良好な排便コントロールだけでなく，血圧低下[1]，糖尿病発症リスク低下[2]，脂質改善[3]，体重減少[4] など多方面に好影響が認められています．そして，食物繊維の摂取量が増えると心筋梗塞や脳卒中といった心血管疾患のリスクが低下することも報告されています[5]．だいたい食物繊維が1日20gを超えたくらいから心血管イベントの相対リスクが低下することが示唆されています．そして，食物繊維の摂取量が1日7g増加すると心血管イベントのリスクが10%近く低下することが認められています．また，脳卒中に限定しても，食物繊維の摂取量が増えることで脳卒中のリスクが低下することが報告されていることから[6]，脳卒中の多い日本人にとって食物繊維の摂取量はしっかりと確保したいところです．

JCOPY 498-22304

ここがポイント

☑ 食物繊維には多面的好影響あり
☑ 食物繊維は 1 日 20 g 以上で心血管イベントのリスクが低下
☑ 食物繊維を 1 日 7 g 増やすことで心血管イベントのリスクが約 10%低下

食物繊維を多く摂ることで心筋梗塞や脳卒中のリスクが減るんだね

　また，食物繊維の摂取量が増えると，大腸癌[7]，胃癌[8]，乳癌[9]，といったがんのリスクも低下することも報告されています．

　さらに，心血管疾患やがんのリスクが低下するだけでなく，食物繊維の摂取量が増えると死亡リスクが有意に低下することが報告されています[10, 11]．食物繊維が 1 日あたり 10 g 増えると死亡リスクは約 10%低下することが認められています．

ここがポイント

☑ 食物繊維の摂取量が増えると大腸癌などがんのリスクが低下
☑ 食物繊維の摂取量が 1 日 10 g 増えると死亡リスクが約 10%低下

食物繊維はがんや死亡のリスクも減らしてくれるんだ

　さらに，食物繊維について最新のメタアナリシスでエビデンスレベルの高い複数の研究結果がまとめられていますのでみてみましょう[12]．185 の前向きの観察研究と 58 の臨床試験による 1 億 3500 万人/年の解析結果なので他

を寄せ付けないレベルのインパクトがあります．やはり食物繊維の摂取量が多くなるほど全死亡，冠動脈疾患，2型糖尿病，大腸癌のリスクが有意に減ることが示されています．また，食物繊維の摂取量が多いと脳卒中やがん死のリスクも低下することも認められています．今までの研究結果を強力に支持する結果であり，食物繊維をしっかり摂ることを意識することが健康的な食事の基本といっても過言ではありません．

日本人での食物繊維の研究は？

実は日本でも同様のことが比較的最近の調査で示されており，日本人の男女ともに食物繊維摂取量が多いほど死亡リスクが有意に低下することが認められています 図4 [13]．この関係性は水溶性の食物繊維でも不溶性の食物繊維でもほぼ同様でした．また，心血管死に関しても食物繊維摂取量が多いほど男女ともそのリスクが有意に低下していました．

日本では食物繊維の摂取量は1日20g程度を目標に掲げられていますが[14]，多くの研究結果からも食物繊維は1日20gよりもっと多く摂取するの

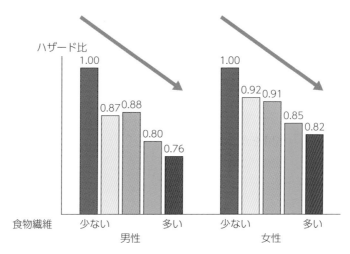

図4 日本人における食物繊維摂取量と死亡リスクについて

が理想的かもしれません.

日本人での研究でも食物繊維を多く摂るほど死亡のリスクが低下しているんだね

なんで食物繊維は身体に良いの？

今までの研究結果から食物繊維を摂ることで多くの疾患や死亡のリスクが低下することが報告されていますが，どうしてこんなに身体に良いのでしょうか？

研究によると食物繊維の摂取により

・胃内容物排泄遅延などからの満腹感維持・食事摂取量の適正化
・糖質の吸収遅延やインスリン感受性改善
・胆汁酸合成促進・排泄増加などによりコレステロールレベル低下
・ナトリウム排出効果から血圧低下
・腸内環境改善などに伴う潜在的な発がん性物質との接触時間の減少
・胆汁酸と発がん性物質との結合増加
・抗酸化作用
・抗炎症作用

など，さまざまな作用を介してリスク低下につながっていることが想定されています[15]．食物繊維は知らないところでいろいろな働きをしてくれているんですね．満腹感の維持・食事摂取量の適正化に関しては減量を考えるときにも重要です．

食物繊維はさまざまな作用を通して長期的な疾患リスク低下につながっているんだね

食物繊維は何から摂る？

　食物繊維には水溶性と不溶性があります．一般的には食物繊維の中でも水溶性食物繊維がLDLコレステロールを下げたり[16]，食後の血糖上昇を緩やかにしたりしますし，不溶性食物繊維は排便改善などの効果があると考えられています．ただし，水溶性でも不溶性でもどちらも摂取量が増えることで死亡リスクが低下する可能性も報告されており，どちらであっても食物繊維の摂取量を増やすことは悪いことではなさそうです．そして，食品レベルで考えたときには，食物繊維の豊富な食品はしばしば水溶性の食物繊維も不溶性の食物繊維もどちらもそれなりに摂取できることが多いです．

　さて，ここでは何から食物繊維を摂取するのが良いかということを考えてみましょう．食物繊維の摂取源としては，アメリカでは主に穀物（44.8％），野菜（22.6％），くだもの（11.1％）からの摂取が多く[17]，日本では野菜（29.9％），大麦・小麦（16.4％），豆類（14.1％）からの摂取が多いという報告があります[18]．欧米の研究結果からは，野菜やくだものより，穀物における食物繊維のほうが，摂取量が増えた際の死亡，脳卒中，糖尿病，大腸癌，胃癌といったリスクを低下させる効果が強い可能性が報告されています[10, 19-23]．また，最近の研究で，全粒穀物で摂取することが多いアラビノキシランという食物繊維の摂取はたまねぎなどから摂取されるイヌリンという食物繊維より，胆汁酸合成促進などを通じたLDLコレステロール低下作用が強いことが報告されています[24]．この結果からも，全粒穀物をなるべく摂取することで食物繊維の摂取量を増やすことが理に適っているかもしれません．また，同じ食物繊維であったとしても腸内細菌叢の違いなどにより効果に個人差がある可能性なども考えられています．食物繊維の効果には腸内細菌やインクレチンといったホルモンが関与するなど複雑な機序が関与しており，まだまだこれからの研究で明らかになってくることも多いと思います．

食物繊維は穀物から摂取することがより効果的なのかもしれないんだね

　一方，先ほどの日本人を対象にした研究[13] においては男女ともに摂取源が野菜，くだもの，豆類では食物繊維摂取量が多いほど死亡リスクが低下していたものの，穀物においては食物繊維が増えても死亡リスク低下は認められませんでした．ただし，この研究結果で日本人は穀物で食物繊維の摂取量を増やしても意味がないと考えるのは少し早く，ここは慎重に考えなければいけません．というのも，日本人の摂取する穀物は米が多いのですが，そのほとんどが食物繊維の含有量が極めて少ない精製された白米だったことが結果に影響を与えている可能性が考えられています．もちろん日本と欧米での食物繊維の摂取源の違いに伴う効果の違いについては腸内細菌叢の違いによる影響などさらなる研究が必要かもしれませんが，この日本の研究結果を考慮すると，日本人が食物繊維の摂取量を積極的に増やす際は野菜，くだもの，豆類の摂取量を増やすか，穀物では白米を玄米にしたり全粒粉のパンなど未精製の全粒穀物にして食物繊維の摂取量を増やすことが望ましいかもしれません．3食の主食が白米のままでは穀物から食物繊維を増やすことは難しいです．

白米には食物繊維がほとんど含まれていないから他の食品で食物繊維を増やしたいね

日本では60〜70年前に比べると食物繊維の摂取量がかなり減っていて，

特に穀物からの摂取が減っている傾向が認められています[18]．日本では食物繊維は1日20gが1つの目標になっていますが[14]，最近は15g程度で推移し，目標を大きく下回っています．実は日本だけでなく世界的にも食物繊維が不足していることが懸念されていますが[25]，食物繊維摂取量を増やすことは健康維持のために重要なアプローチだと思います．今までの結果を言い換えると食物繊維が少ないと死亡，心血管イベント，がんなどのリスクが高くなる可能性があります．研究結果からも食物繊維は1日20gより多く摂ることを強く推奨できると考えられ，より多くの食物繊維を摂取するように意識した食生活が理想的です．

食物繊維の摂取は意識しないと増えないのかな
頑張った分だけ健康が維持できるかもしれないね

まとめ

● 食物繊維をしっかり摂ることで心筋梗塞や脳卒中などの心血管イベント，がん，死亡などのリスクが減少する

● 食物繊維の多い食品のなかでも穀物からの食物繊維がより有効かもしれない

● 近年の日本人は食物繊維の摂取量が少なく，白米では増えないため，しっかりと意識して最低20g以上は食物繊維を摂取しよう

JCOPY 498-22304

参考文献

1) Streppel MT, et al. Arch Intern Med. 2005; 165: 150-6. PMID: 15668359.
2) Yao B, et al. Eur J Epidemiol. 2014; 29: 79-88. PMID: 24389767.
3) Solà R, et al. Am J Clin Nutr. 2007; 85: 1157-63. PMID: 17413119.
4) Jovanovski E, et al. Am J Clin Nutr. 2020; 111: 471-85. PMID: 31897475.
5) Threapleton DE, et al. BMJ. 2013; 347: f6879. PMID: 24355537.
6) Threapleton DE, et al. Stroke. 2013; 44: 1360-8. PMID: 23539529.
7) Aune D, et al. BMJ. 2011; 343: d6617. PMID: 22074852.
8) Zhang Z, et al. Gastroenterology. 2013; 145: 113-20.e3. PMID: 23567349.
9) Aune D, et al. Ann Oncol. 2012; 23: 1394-402. PMID: 22234738.
10) Kim Y, et al. Am J Epidemiol. 2014; 180: 565-73. PMID: 25143474.
11) Yang Y, et al. Am J Epidemiol. 2015; 181: 83-91. PMID: 25552267.
12) Reynolds A, et al. Lancet. 2019; 393: 434-45. PMID: 30638909.
13) Katagiri R, et al. Am J Clin Nutr. 2020; 111: 1027-35. PMID: 31990973.
14) 日本人の食事摂取基準（2020年版）. https://www.mhlw.go.jp/content/10904750/000586553.pdf（Accessed 2022/11/1）
15) Anderson JW, et al. Nutr Rev. 2009; 67: 188-205. PMID: 19335713.
16) Brown L, et al. Am J Clin Nutr. 1999; 69: 30-42. PMID: 9925120.
17) McGill CR, et al. Nutrients. 2015; 7: 1119-30. PMID: 25671414.
18) Nakaji S, et al. Eur J Nutr. 2002; 41: 222-7. PMID: 12395216.
19) Neuenschwander M, et al. BMJ. 2019; 366: l2368. PMID: 31270064.
20) Threapleton DE, et al. Stroke. 2013; 44: 1360-8. PMID: 23539529.
21) Yao B, et al. Eur J Epidemiol. 2014; 29: 79-88. PMID: 24389767.
22) Ben Q, et al. Gastroenterology. 2014; 146: 689-99. PMID: 24216326.
23) Zhang Z, et al. Gastroenterology. 2013; 145: 113-20.e3. PMID: 23567349.
24) Lancaster SM, et al. Cell Host Microbe. 2022; 30: 848-62. PMID: 35483363.
25) Stephen AM, et al. Nutr Res Rev. 2017; 30: 149-90. PMID: 28676135.

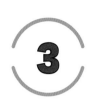

③ 糖質の過剰摂取に御用心

　次に炭水化物から食物繊維を除いた糖質の部分に焦点を当てていきましょう．糖質制限食の話に行く前に，まずは糖質を過剰に摂取した場合の影響について考えてみましょう．他の栄養成分を考慮しない場合，米やパンなどに含まれるでんぷんはブドウ糖などの糖類となって吸収されますので，ここでは糖類をたくさん摂った状況を考えることで糖質過剰の影響をみてみたいと思います．

ソフトドリンクなどの糖類の過剰摂取に注意！

　前述のように単糖類，二糖類を総称して糖類といい，食事から摂取される代表的なものとして，ブドウ糖，果糖，ショ糖（砂糖の主成分）などがあります．まずは糖類の過剰摂取につながりやすいソフトドリンクに関する研究をみてみましょう．

　ヨーロッパ10ヵ国が参加したEPIC studyのデータを利用して，ソフトドリンクと死亡リスクなどを調査した研究があります[1]．この研究は約45万人を対象に平均16.4年追跡した大規模なコホート研究で，対象者の平均年齢は50.8歳で71.1％が女性でした．各自のソフトドリンクの摂取量は少ないほうから，月1杯未満，月1〜4杯，週1〜6杯，1日2杯未満，1日2杯以上の5つのカテゴリーに分類されています．その研究の結果ですが，ソフトドリンクを1日2杯以上飲むグループでは，月に1杯未満のグループと比較し，全死亡リスクがソフトドリンク全体では17％，人工甘味料を使用したソフトドリンクでは26％，加糖のソフトドリンクでは8％有意に増加していました 図5 [1]．この結果は男女別に解析しても同様でした．

　また，他の研究でもソフトドリンクの摂取量が多いと循環器疾患や消化器

JCOPY 498-22304

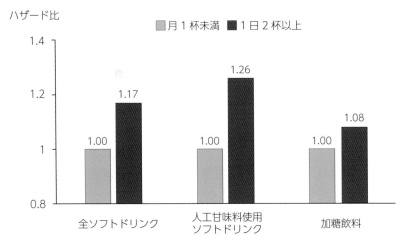

図5 ソフトドリンクと死亡リスクについて

疾患での死亡リスクが有意に増えることや，大腸癌，脳血管疾患，虚血性心疾患での死亡リスクが増加することが示唆されています[2]．

　別の研究においても，加糖のソフトドリンクの摂取量が増えることで全死亡，心血管死，がん死のリスクが有意に増加すること，人工甘味料を使用したソフトドリンクでも摂取量が多くなることで全死亡や心血管死のリスクが高まる可能性が示唆されています[3]．これらの結果は1つや2つではなく，他の研究においても，ソフトドリンクの摂取が増えることで糖尿病の発症リスクが増加することや[4]，人工甘味料を使用したソフトドリンクの摂取量が増えることで全死亡，冠動脈疾患，脳卒中のリスクが増加する可能性などが報告されています[5]．

ここがポイント

☑ ソフトドリンクの摂取量が増えると多くの疾患や死亡リスクが増加

☑ 人工甘味料を使用したソフトドリンクでも多くの疾患や死亡リスクの増加と関連

噂には聞いていたけどソフトドリンクってやっぱり健康に悪そうだねー

　もちろん質問紙票で調査された観察研究のため因果関係が不明瞭などの限界はありますが，肥満や糖尿病発症のリスクとともに多くの重大な疾患や死亡リスクを高めることが認められていますので要注意です．また，加糖のソフトドリンクだけでなく，たとえ人工甘味料を使用したソフトドリンクであったとしても死亡リスクを高める可能性が報告されているため，ソフトドリンクはいずれのタイプも避けることが望ましいかもしれません．人工甘味料はそれそのものの危険性以外にも糖類と同じように耐糖能障害や肥満に関連する可能性は指摘されており，腸内細菌叢への影響[6]や甘味刺激の後にエネルギーや血糖値が上がらず脳を介して摂食行動が促進されること[7]などが原因として考えられています．ただし，実際に臨床の現場においては，人工甘味料を使用することで，総合的に見たら過剰な糖質摂取が減らせるなどリスクよりベネフィットのほうが多い可能性はあり，患者ごとに判断するほうが望ましいかもしれません．このあたりは慎重かつ個別に判断しましょう．

　また，アメリカでは砂糖などの過剰な糖類を適切な量に減らすことで約50万の心血管死が回避でき，約250万の心血管疾患や約75万の糖尿病の発症も予防できる可能性があることが報告されており[8]，糖類の過剰摂取が社会に与えるインパクトがよくわかりますね．

ソフトドリンクの与える社会的影響って非常に大きいんだね

果糖はくだものと同じではない！

　くだものには果糖，ブドウ糖，ショ糖が主に含まれていて，果糖が必ずし

JCOPY 498-22304

も多いわけではありません．しかし，なんとなく果糖という字からはくだもの（果物）と同じような影響があるのでは？　と考えてしまいがちですが，そうではありません．ご存じのとおりくだものは健康的な食品の代表であり，実際にくだものの摂取量が80g（例: 中くらいのみかん1個程度）増えるごとに全死亡リスクが6%低下することが複数の研究をまとめたメタアナリシスで報告されています[9]．

しかし，果糖はどうでしょうか？　以前より**果糖の摂取量が多くなると肥満，糖尿病，心血管疾患，がんといった疾患の発症リスクが高くなる**可能性が示唆されています[10-14]．また，高果糖コーンシロップという異性化糖があり，これはとうもろこしなどのでんぷんを原料にして化学的に果糖に変化させた糖です．この異性化糖は安く甘味が強いことからソフトドリンクやお菓子など多くの加工食品で使われています．果糖といえばくだものからの摂取というわけではなくこのようなソフトドリンクなどの加工食品から大量に摂取されます．加工食品の成分表示などを意識してみるとしばしば「果糖」という文字を見かけることでしょう．

また，くだものに関してはその摂取量が増えることで糖尿病の発症リスクが低下するという結果[15]がある一方で，加糖飲料だけでなく**くだものジュースもその摂取量が多くなることで糖尿病の発症リスクが高くなる**ことが報告されています[15, 16]．くだものがジュースになる過程で食物繊維や酵素が減ったり，逆に甘味料が追加されたりするなど，おそらくは身体に良い作用を及ぼすであろう成分が失われ，くだものとは「別物」になると考えられます．また，同じような関係は野菜と野菜ジュースにもいえる可能性があります．

ここがポイント

- ☑ **くだものは好影響，果糖は悪影響が報告され，生体への影響は真逆**
- ☑ **くだものジュースはくだものと違い糖尿病発症のリスクを高める**

くだものは健康によくても，果糖の取りすぎはあまり良くないんだね

果糖に関する研究が進んでいる

果糖はすぐに肝臓に送られ，糖新生によりブドウ糖になり血糖値を上げるものの，ブドウ糖そのものを摂取するより血糖値を上げにくいとされていました．確かに果糖の摂取だけでは血糖値が上がりにくいのは事実ですが，最近わかってきたこととして**果糖はある程度の量であれば肝臓に送られることなく小腸で代謝されることが報告されています**[17]．

【果糖摂取後の流れ】

- 少量の果糖　→　小腸で大部分を代謝・処理　→　肝臓にはあまり送られない
- 大量の果糖　→　小腸だけでは代謝・処理できず　→　肝臓に大量に送られる（大量のソフトドリンク摂取など）

また，**果糖を摂取することで，小腸の絨毛の長さを増大させ小腸の表面積が拡大し，栄養素の吸収を高めることで体重増加や肥満，そして，発がんリスクも増加**しうることが報告され，病態解明が進んでいます[18, 19]．やはり最近分かってきた病態からも果糖の摂取は控えめが良さそうです．

果糖，ブドウ糖，ショ糖などの糖類はそれぞれ単一で摂取する機会は少ないかもしれませんが，ソフトドリンクを中心とした糖類の過剰摂取でのリスクなどを参考にすると，糖類はほどほどに控えることが望ましいといえます．

果糖の危険性がいろいろとわかってきたんだね

JCOPY 498-22304

まとめ

🌰 ソフトドリンクなど糖類の過剰摂取は心血管イベントやがんを増やし，死亡リスクを高める可能性がある

🌰 人工甘味料も死亡リスクを高める可能性などが報告されているため，積極的には摂らないことが望ましい

🌰 くだものと果糖は別物！　果糖の摂りすぎも危険性が示唆されている

参考文献

1) Mullee A, et al. JAMA Intern Med. 2019; 179: 1479-90. PMID: 31479109
2) Yang Q, et al. JAMA Intern Med. 2014; 174: 516-24. PMID: 24493081.
3) Malik VS, et al. Circulation. 2019; 139: 2113-25. PMID: 30882235.
4) Palmer JR, et al. Arch Intern Med. 2008; 168: 1487-92. PMID: 18663160.
5) Mossavar-Rahmani Y, et al. Stroke. 2019; 50: 555-62. PMID: 30802187.
6) Suez J, et al. Nature. 2014; 514: 181-6. PMID: 25231862.
7) Pepino MY, et al. Curr Opin Clin Nutr Metab Care. 2011; 14: 391-5. PMID: 21505330.
8) Shangguan S, et al. Circulation. 2021; 144: 1362-76. PMID: 34445886.
9) Wang X, et al. BMJ. 2014; 349: g4490. PMID: 25073782.
10) Johnson RJ, et al. Am J Clin Nutr. 2007; 86: 899-906. PMID: 17921363.
11) Bray GA, et al. Am J Clin Nutr. 2004; 79: 537-43. PMID: 15051594.
12) Port AM, et al. Curr Opin Endocrinol Diabetes Obes. 2012; 19: 367-74. PMID: 22922366.
13) Joh HK, Let al. Gastroenterology. 2021; 161: 128-42. PMID: 33753105.
14) Goncalves MD, et al. Science. 2019; 363: 1345-9. PMID: 30898933.
15) Muraki I, et al. BMJ. 2013; 347: f5001. PMID: 23990623.
16) Imamura F, et al. BMJ. 2015; 351: h3576. PMID: 26199070.
17) Jang C, et al. Cell Metab. 2018; 27: 351-61. PMID: 29414685.
18) Taylor SR, et al. Nature. 2021; 597: 263-7. PMID: 34408323.
19) Goncalves MD, et al. Science. 2019; 363: 1345-9. PMID: 30898933.

くだものをおいしく食べるには温度が大事？

　砂糖と呼ばれている「ショ糖（スクロース）」の甘味は温度によってほとんど変化しませんが，くだものや清涼飲料水に含まれる「果糖（フルクトース）」の甘味は温度によって大きく変化します．果糖は5℃でショ糖の約1.5倍も甘いのに対し，60℃では0.8倍の甘さになります．このように果糖は温度の上昇によって急激に甘味が低下します．詳細は省きますが，その秘密は果糖の溶液中での構造と関連しているといわれています．

　例えば，ホットコーヒーに入れた果糖のシロップは甘味を感じにくくても，アイスコーヒーに同じ果糖のシロップを入れると甘味を感じやすかったりします．砂糖であれば温度の違いによる舌での感じやすさが関与するものの，ショ糖そのものの甘味は同じです．

　また，くだものは果糖だけが甘味成分ではなくショ糖やブドウ糖など他の糖類も含まれていますが，果糖が多く含まれているくだものほど冷やして食べた方がより甘味を感じられます．果糖が比較的多いものはりんご，なし，ブドウ，キウイなどです．逆に冷やしてもあまり変わらないのは，ショ糖やブドウ糖が多いもので，みかん，桃，カキ，バナナ，パイナップルなどです．ちなみにトマトも相対的に果糖を多く含んでいますので冷やしたほうが甘味を感じやすいです．

冷やしたほうが甘味増す
りんご，なし，ブドウ，キウイ，トマトなど

冷やしてもあまり甘味変わらない
みかん，桃，カキ，バナナ，パイナップルなど

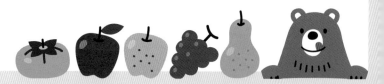

JCOPY 498-22304

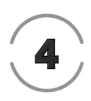

炭水化物の「質」に注目！

全粒穀物のベネフィット

　先ほど同じ糖質量を含んだ食品でも食物繊維などの含有量などの違いから食品ごとに身体への影響が大きく異なるとお話ししました．ここで糖質の「質」について考えてみたいと思います．日本で一般的に食べられている白米や白い食パンなどの精製された穀物（精製穀物）と精製される前の玄米や全粒粉パンなどの未精製穀物（全粒穀物）の摂取量と心血管疾患や死亡リスクを調査した研究があります[1]．この研究はアジア含めて21ヵ国，約15万人を対象に9.5年フォローした研究でかなり大規模なものです．結果としては，精製穀物はその摂取量が増えるにつれて，心血管イベント（心筋梗塞，脳卒中，心不全など）や死亡のリスクが有意に増加したのに対し，全粒穀物はその摂取量が増加してもそれらのリスクの有意な上昇は認めませんでした．具体的には精製穀物を1日350 g/日以上摂取すると，1日50 g/日未満の場合と比較し，心血管イベントと全死亡の複合イベントは28%，全死亡は27%，主要な心血管イベントは33%有意にリスク上昇していました．一方，全粒穀物はその摂取量が増えてもイベント上昇は認めなかったことからも，同じ糖質量だとしても摂取する食品によって身体への影響は大きく異なることがよくわかりますね．また，この研究で興味深いのはアジア人が一般的によく食べている白米（精製された米）についても解析されていることです．精製穀物でも白米に関しては摂取量が増えても，心血管イベントや全死亡のリスクは増加していませんでした．この結果は，白米を良く食べる日本人にとっては少し安心できるものかもしれませんね．

ここがポイント

- ☑ 精製穀物の摂取量増加⇒心血管イベントや死亡のリスクが増加する
- ☑ 全粒穀物の摂取量増加⇒心血管イベントや死亡のリスクは増加しない
- ☑ ただし，アジア人では白米摂取と心血管イベントや死亡との関連は認めず

　また，他にもメタアナリシスで全粒穀物を評価した研究があり[2]，全粒穀物が多いと全死亡 0.84，心血管死 0.82，がん死が 0.88 と相対リスクがそれぞれ有意に低下したことも報告されています．これらの結果から全粒穀物の摂取は積極的に推奨できそうです．なぜ精製前の全粒穀物がよいのかについては全て明らかになったわけではありませんが，ひとつには食物繊維の関与が考えられています．全粒穀物では食物繊維が豊富なために，糖質の吸収が緩やかになるなど種々の好影響がプラスされることで精製穀物より多くの疾患リスクが低下するのではないかと考えられています．全粒穀物の摂取量が増えることで同時に食物繊維の摂取量が増えるため，食物繊維のベネフィットが前面に出た結果である可能性も十分ありますが，栄養成分の違いはそれだけではないのでさらなる研究を待ちましょう．

　また，これらの研究は穀物の「量」での調査なので後で出てくる 1 日のエネルギー摂取量に占める糖質摂取の「割合」とは別に考える必要はあります．

同じ穀物でも精製穀物か全粒穀物かで健康に与える影響が全く違うんだね

白米に潜む糖尿病リスク

　我々日本人が大好きな白米についてもう少し考えてみましょう．先ほどの

JCOPY 498-22304

研究結果から精製穀物でも白米なら安心かというと実はそうではありません．いくつかの研究結果を統合したメタアナリシス[3] により，**白米は糖尿病のリスクを上げる**という結果が報告されています．ごはん茶碗1杯で150〜160g程度ですが，およそ1日の白米がごはん茶碗1杯程度増えるごとに2型糖尿病のリスクがおおよそ11％増加する結果でした．また，このような関係性はアジア人に限定しても認められました．他にも**日本人で調査した研究**もあり，**やはり白米摂取量が増加することで糖尿病の発症リスクは有意に増加する**ことが報告されています[4]．

ここがポイント

☑ **茶碗1杯分の白米が増えると2型糖尿病発症リスクが11％増加する**

☑ **日本人においても白米の摂取量が増えると糖尿病発症リスクが増加する**

日本人にとっても白米は糖尿病発症のリスクが増加する可能性があるんだね

炭水化物の「質」の改善のススメ

今までの研究結果からもわかるように，炭水化物の「質」を改善するというのは，簡単にいうと**主に摂取する炭水化物を精製穀物から食物繊維などが豊富な未精製の穀物（全粒穀物）に替える**ことです．全粒穀物に関しては，もちろん食物繊維以外の有効成分も含まれている可能性はあるのですが，わかっている部分だけでも食物繊維が非常に豊富です．最近の研究でも**全粒穀物の摂取量が多くなるほど全死亡，冠動脈疾患，2型糖尿病，大腸癌などのリスクが有意に減る**ことが示されています[5]．穀物からの食物繊維はベネフィットが大きいという結果もあるため，全粒穀物を増やして食物繊維を

表1 穀物と食物繊維の含有量（100 g 当たりの食物繊維）

全粒穀物	水溶性食物繊維（g）	不溶性食物繊維（g）	食物繊維総量（g）
玄米	0.7	2.3	3.0
玄米（炊いた状態）	0.2	1.2	1.4
発芽玄米	0.5	2.6	3.1
発芽玄米（炊いた状態）	0.2	1.6	1.8
全粒粉パン	0.9	3.6	4.5
ライ麦	3.2	10.1	13.3
ライ麦パン	2.0	3.6	5.6
そば粉	0.8	3.5	4.3
そば（ゆでた状態）	0.5	1.0	1.5
オートミール	3.2	6.2	9.4
精製穀物			
白米	0	0.5	0.5
白米（炊いた状態）	0	0.3	0.3
白い食パン	0.4	1.9	2.3
うどん（ゆでた状態）	0.3	0.4	0.7
中華めん（ゆでた状態）	0.7	0.9	1.6
パスタ（ゆでた状態）	0.5	1.2	1.7

日本食品標準成分表 2020 年版（八訂）を参考に作成

しっかり摂取することが最も妥当かもしれません．また，**食物繊維が豊富な全粒穀物を摂取することで体重減少にもつながる可能性**が示唆されています[6]．一般的に摂取する機会の多い穀物と食物繊維の含有量をまとめましたので参考にしてみてください 表1 ．

同じ穀物でも食物繊維の含有量は全然違うね

また，グライセミック・インデックス（GI）という糖質の吸収度合いを示す指標があり，高 GI 食品は食後の血糖値を上昇させやすい食品です．食物繊維の含有量が少ないと GI が高くなる傾向があります．例えば精製された

JCOPY 498-22304

白米や白いパン，じゃがいも，煎餅などが高 GI 食の代表です．そして，高 GI 食が心血管イベントや死亡のリスクを上昇させることが報告されています[7]．やはり炭水化物の中でも低 GI 食の代表としては玄米，全粒粉のパンやパスタ，ライ麦パンなどの全粒穀物です．GI 値の視点から考えても，GI 値の低い食品は食後血糖値も低く，コレステロールや CRP 低下などとの関連が報告されています[8,9]．ただし，GI というのはまだまだ日常生活では食品ごとに表示されていないこともあり，まずは全粒穀物などの食物繊維が多い炭水化物を選ぶ，ということが現実的です．筆者も可能な限りそうしていますが，比較的実行しやすいと思います．ただし，玄米など苦手な方もいますので，そういう方は精製穀物の摂取量は少なくしながら，野菜や豆類，ナッツ，海藻類などで食物繊維をしっかり摂取することを心がけましょう．

毎日摂取する主食で食物繊維が多く摂れるといいね

まとめ

🌰 同じ穀物でも白米より玄米，白いパンより全粒粉パンやライ麦パンにすることで心血管イベント，がん，死亡リスクを減らすことができる

🌰 食物繊維が豊富な食品の多くは GI 値も低く，GI 値が低い食品は心血管イベントや死亡リスクの低下と関連する可能性が示唆されている

🌰 玄米などが苦手な場合は精製穀物の摂取量を控えめにしながら，野菜，豆類，ナッツなどで食物繊維をしっかり摂取しよう

参考文献

1) Swaminathan S, et al. BMJ. 2021; 372: m4948. PMID: 33536317.
2) Zong G, et al. Circulation. 2016; 133: 2370-80. PMID: 27297341.
3) Hu EA, et al. BMJ. 2012; 344: e1454. PMID: 22422870.
4) Nanri A, et al. Am J Clin Nutr. 2010; 92: 1468-77. PMID: 20980490.
5) Reynolds A, et al. Lancet. 2019; 393: 434-45. PMID: 30638909.
6) Koh-Banerjee P, et al. Am J Clin Nutr. 2004; 80: 1237-45. PMID: 15531671.
7) Jenkins DJA, et al. N Engl J Med. 2021; 384: 1312-22. PMID: 33626252.
8) Augustin LSA, et al. Nutr Metab Cardiovasc Dis. 2015; 25: 795-815. PMID: 26160327.
9) Salmerón J, et al. JAMA. 1997; 277: 472-7. PMID: 9020271.

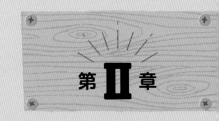

糖質制限食の効果について

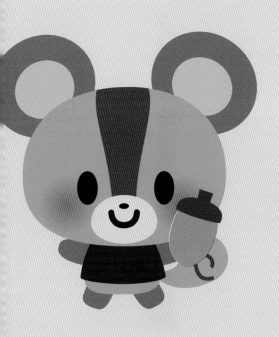

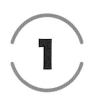

糖質制限食は昔からあった？

糖質制限食の歴史

　糖質制限食で有名なもののひとつにアトキンス・ダイエットがあります．ロバート・アトキンスは 1972 年に『Dr. Atkins' Diet Revolution』という本を出版しています．その本で炭水化物こそが肥満の原因であり，炭水化物の摂取量を１日20〜40 g に減らすことが肥満解消につながると述べています．また，その代わりにステーキなどの肉やバターなどは自由に食べてよいと主張しています．その本の販売数は数百万部を超えたようです．このアトキンス・ダイエットは大変流行り，世界中で何百万〜何千万人もの人が試したことがあるとも言われています．皆さんも一度は聞いたことがあるのではないでしょうか？

　実は歴史をたどるとアトキンス・ダイエットが糖質制限の最初ではなく，**今から200年くらい前にも同様の食事療法**を主張する人がいたようです．もちろん臨床研究で検証することなどは難しかった時代だったと思いますので，肥満治療や自身の体験を通じて確信し，糖質制限食の有効性を主張していたのだと思います．

　また，この糖質制限食はあるひとつの地域だけではなく，「砂糖，パン，ジャガイモは可能な限り禁止」，「肉はいくら食べても問題ない」といったいわゆる糖質制限食を推奨していた人がいたという記録がいろいろな国で残っています．全く何も効果がなくでたらめの主張であったなら現在まで続くことはまず考えられませんので，いつの時代やどこの地域でも何かしら肥満治療としての効果を実感する点があったと考えられます．また，今から20〜30年前に，自身が１型糖尿病患者でもある米国のバーンスタイン医師も炭水化物の摂取量を１日 130 g 以下に減らすことで血糖値が安定し，血糖コント

JCOPY 498-22304

ロールにも有効であると主張しています．そして**肥満患者だけでなく糖尿病患者にも適応すべきという動き**も徐々に大きくなっていきます．

　このように糖質制限食は主に肥満治療として古くから推奨され，また，糖尿病の治療でも積極的に取り入れるべきといった歴史があり，現在にもつながっています．日本でも糖質制限食を積極的に推奨する「医療従事者」は糖質量を1食20gや1日130g以内といったことで指導しています．そして，基本的には糖質を控える以外は肉など好きなだけ食べてよいなど制限の緩さがひとつの魅力となっています．

> **糖質制限食には長い歴史があるんだね**

糖質を制限することの影響

　通常，糖質を摂取し血液中のブドウ糖濃度が上昇すると膵臓からインスリンというホルモンの分泌が刺激されます．そして，**このインスリンは多くの栄養素に対しアナボリックな作用（同化作用）を有し**，肝臓や骨格筋，脂肪組織にブドウ糖を取り込み，グリコーゲンなどとして貯蔵したり，脂肪の分解を抑制したり，主に糖・脂肪などが身体に蓄積する方向に作用します．逆に，糖質の摂取を控えると血糖値が上昇せず，インスリン分泌への刺激も弱まり，グリコーゲンや脂肪の分解などにつながります 図6 ．

> **糖質制限食**
> → 食後も血液中のブドウ糖濃度が上昇しない
> 　→ インスリンの分泌刺激が減る
> 　　→ 糖・脂肪などの栄養を身体に取り込みにくい
> 　　　→ 脂肪などの分解が促進する
> 　　　　→ 減量効果

図6 糖質制限食による減量効果が期待されるひとつの機序

また，糖質を制限するため血糖値の上昇も弱まり，糖尿病患者さんは血糖コントロールの改善なども期待されます．最近は臨床研究も積極的に行われるようになり，糖質制限に関する研究も盛んになっています．次項から実際に糖質制限による効果を調べた臨床研究をご紹介します．

昔からある糖質制限食が科学的に妥当かどうかは世界中の多くの人が知りたいところだね

まとめ

🌰 糖質制限食は昔からある減量のための食事療法のひとつ

🌰 糖質制限食により血糖値の改善も期待できると考えられている

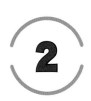

糖質制限食の減量効果のエビデンス

糖質制限食の臨床研究

　我々が生まれるずっと前から糖質制限の減量における有効性を主張する人がいたわけですが，ここ20〜30年でヒトを対象に糖質制限食に関する多くの臨床研究が施行されています．そして，糖質制限食と他の食事療法とを比較し，それぞれの減量効果の違いなどが検証されています．

　実際に臨床研究を細かくみる前に，ここで臨床研究とはどういうものか少しお話しておきます．臨床研究には介入研究と観察研究があり，患者を対象にした介入研究を臨床試験といいます．介入研究は，研究者が特定の食事療法や治療法を割り付けるなどの何らかの「介入」が入ります．治療の有効性を評価する際のランダム化比較試験などが有名です．ランダム化比較試験は患者の背景因子が同じになるように対象者をそれぞれの食事療法にランダムに割り付けるため，その結果は確実性やエビデンスレベルが高く，「実証された結果」として扱われます．ただし，対象集団が違えば結果が異なる可能性もあるため，同じ結果が全ての人に期待できると安易に考えることはできません．

　一方，観察研究は収集した情報を記述したり関連性を解析したりするもので，「観察」するだけで情報収集が中心になります．観察研究では，それぞれの食事療法を評価する際に患者の背景因子が異なるため，バイアスと呼ばれる結果に影響を与える要素が含まれる可能性があり，「可能性が示唆された結果」と扱われます．ただし，観察研究の結果であっても種々の統計解析やメタアナリシスなどを用い複数の結果を慎重に評価することで真の結果に近づくことは可能です．

　ランダム化比較試験などでの臨床試験は費用や対象者のドロップアウトな

どの点から5年，10年といった長期間施行することがしばしば困難であるため，長期的なアウトカムを評価する場合は観察研究が中心になることが多いです．このことは糖質制限食に限らず多くの薬剤や治療法を評価する場合でも同様です．また，介入研究（臨床試験）でも観察研究でも個々の研究の中でさらに限界点が存在するため，結果の解釈には注意が必要です．

ここがポイント

- ☑ 臨床研究には介入研究と観察研究がある
- ☑ 介入研究にも観察研究にも限界がある
- ☑ 短期的な効果は介入研究で評価できるが，長期的な効果は観察研究が中心

　ここで全ての研究を紹介することは難しいですが，糖質制限食に関する有名な研究をいくつかみていきましょう．それぞれ結果以外も多少細かく研究内容を記載しています．施行された国によって人種的な違いや食習慣が異なっていたり，研究に参加する人達の減量に対するモチベーションが高かったり，参加する際に報酬があったりしますので，実際に我々に適応できるかどうか考える際には多少そのような点を勘案して考える必要があります．そのような背景の違いはありますが，「この条件で食事指導をするとこのような結果になるんだ」といったことは参考になります．

　便宜上，低炭水化物食，低糖質食，アトキンス・ダイエットなどと呼ばれる糖質を抑えた食事は「糖質制限食」と呼ぶことにします．また，3大栄養素は炭水化物，脂質，たんぱく質と記載しますが，エネルギーに占める炭水化物摂取量・割合は糖質摂取量・割合とほぼ同じと考えてください．一般的なエネルギー制限食と低脂肪食に関してはどちらもエネルギー制限と脂質制限が中心になっていることが多いため定義上は近いものになっています．

JCOPY 498-22304

今の時代は臨床研究で糖質制限食をしっかり評価している
から個人や専門家の意見よりはっきりするね

糖質制限食の減量効果を調査した介入研究　その1[1]

糖質制限食 vs 低脂肪食　6ヵ月フォロー

N Engl J Med. 2003; 348: 2074-81.

　この研究はアメリカで施行されたもので, 重度の肥満のある対象者132人 (平均年齢54歳, 平均BMI 43, 女性20%) を糖質制限食と低脂肪食のいずれかに割り付けて6ヵ月フォローしています. 糖質制限食は糖質1日30g未満の食事, 低脂肪食は食事のエネルギー摂取量を500 kcal減らしエネルギーに占める脂質割合を30%未満にする食事, が指示されています.

　結果は, 6ヵ月後に糖質制限食のほうが低脂肪食より有意に体重が減少していました.

ベースラインから6ヵ月後の体重の変化

糖質制限食　−5.8 kg

低脂肪食　　−1.9 kg

＊統計学的な有意差あり

　また, 実際の食事内容の変化についても報告されています. 1日のエネルギー摂取量ですが, 糖質制限食と低脂肪食でベースラインで有意差なく (2,090 kcal vs 1,848 kcal, P=0.25), また, 6ヵ月後は両群とも減少し有意な違いは認めませんでした (1,630 kcal vs 1,575 kcal, P=0.33). 糖質制限食ではエネルギー摂取量についての厳格な指示はありませんでしたが, 糖質制限食でもエネルギー摂取量が減ったことは興味深いところです. また, エネルギーに占める炭水化物摂取割合では, 糖質制限食と低脂肪食でベースラインでの有意差はありませんでしたが (51% vs 49%, P=0.41), 6ヵ月後は低脂肪食より糖質制限食のほうが有意に低下していました (51% vs

37%，P＜0.001）．ただし，摂取割合から考えると，指示通りの厳格な糖質制限ができていない人がかなり含まれている可能性が高く，厳格に指示通り実行することの難しさも伝わってきます．

糖質制限食は開始してすぐに大きく体重が減るんだね

糖質制限食の減量効果を調査した介入研究　その2[2]
糖質制限食 vs 低脂肪食　12ヵ月フォロー
Ann Intern Med. 2004; 140: 778-85.

　実は文献1の研究を12ヵ月フォローした結果もその後報告されています．その12ヵ月後の体重に関してですが，低脂肪食ではさらに減量したのに対し，糖質制限食ではややリバウンドし，両群間の違いに有意差はなくなりました 図7 [2]．

ベースラインから12ヵ月間後の体重の変化
糖質制限食　−5.1 kg
低脂肪食　　−3.1 kg
＊統計学的な有意差なし

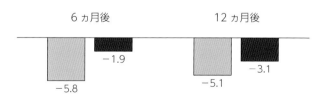

図7 **糖質制限食と低脂肪食の体重変化（kg）**

　短期間の研究ではありますが，糖質制限食を厳格に実施することと継続することの難しさがこの研究からみてとれます．

最初はすごく差がついていたのに，1年後は差が小さくなっているね

糖質制限食の減量効果を調査した介入研究　その3[3]
糖質制限食 vs エネルギー制限食　12 ヵ月フォロー
N Engl J Med. 2003; 348: 2082-90.

　この研究はアメリカの複数の施設で施行されたもので，肥満のある対象者63人（平均年齢44歳，平均BMI 34，女性68%）を糖質制限食とエネルギー制限食のいずれかに割り付けて12ヵ月フォローしています．糖質制限食は糖質1日20gから開始し徐々に増量する食事で，エネルギー制限食は女性1,200～1,500 kcal，男性1,500～1,800 kcalでエネルギーに占める炭水化物摂取割合が約60%，脂質摂取割合が約25%，たんぱく質摂取割合が15%となるような食事でした．この研究では体重の減少率の違いを評価しています．

　結果ですが，糖質制限食のほうがエネルギー制限食より3ヵ月後（−6.8% vs −2.7%，P＝0.001），6ヵ月後（−7.0% vs −3.2%，P＝0.02）での体重減少率は有意に大きかったものの，**12ヵ月後に関しては体重の変化に統計学的な有意差は認めませんでした**（−4.4% vs −2.5%，P＝0.26）図8[3]．また，どちらの食事療法でも1年間続けることが困難で，**両群とも約40%程度の対象者がドロップアウト**しており，食事療法の継続の難しさも良くわかる結果でした．

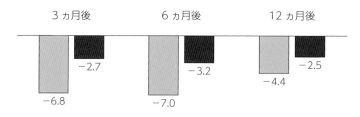

| 3ヵ月後 | 6ヵ月後 | 12ヵ月後 |

−2.7　−3.2　−2.5
−6.8　−7.0　−4.4

■ 糖質制限食　■ 低脂肪食

図8 糖質制限食とエネルギー制限食の体重の変化率（%）

続けやすそうな糖質制限食でも継続は難しそうだね

糖質制限食の減量効果を調査した介入研究　その4[4)]

糖質制限食 vs 低脂肪食　6ヵ月フォロー

Ann Intern Med. 2004; 140: 769-77.

　この研究はアメリカで施行され，肥満のある対象者120人（平均年齢45歳，平均BMI 34，女性80%弱）を糖質制限食と低脂肪食のいずれかに割り付けて24週間（約6ヵ月）フォローしています．糖質制限食は糖質1日20g未満の食事で，低脂肪食は体重維持に要するエネルギーより500〜1,000kcal少ない食事が推奨され，エネルギーに占める脂質摂取割合が30%未満となるような食事でした．

　結果ですが，糖質制限食のほうが低脂肪食より6ヵ月後有意に体重が減少していました．

ベースラインから6ヵ月後の体重の変化

糖質制限食　−12.0 kg

低脂肪食　　−6.5 kg

＊統計学的な有意差あり

　糖質制限食と低脂肪食での食事内容も評価されていて，1日のエネルギー摂取量はそれぞれと 1,461 kcal と 1,502 kcal，エネルギーに占める炭水化物割合は8%と52%，たんぱく質割合は26%と19%，脂質割合は68%と29%になっていました．この研究では糖質制限食は厳格に糖質量について減らす指導がされていますが，**エネルギー摂取量が制限された低脂肪食と同じように糖質制限食でもエネルギー摂取量は同程度に少なくなっています**．やはり他の研究と同じように，糖質を摂らないように意識する人達は，結局エネルギー摂取量も減りますね．

　また，この研究では副作用についても詳細にチェックされています 表2 [4]．糖質制限食は低脂肪食と比べて，便秘，頭痛，口臭，筋けいれんなどが有意に多く認められました．野菜摂取やサプリメントなども細かく指示されていましたが糖質制限食ではこれらの副作用が高率に生じる可能性があり，注意点の1つですね．

表2 **糖質制限食と低脂肪食の副作用について**

副作用	糖質制限食	低脂肪食	P 値
便秘	68%	35%	<0.001
頭痛	60%	40%	0.03
口臭	38%	8%	<0.001
筋けいれん	35%	7%	<0.001
下痢	23%	7%	0.02
衰弱	25%	8%	0.01
発疹	13%	0%	0.006

6ヵ月後だと糖質制限食の圧勝だね．ただ，副作用の便秘や頭痛とかはこんなに増えるの!?　毎日のことだから悩ましいね……

糖質制限食の減量効果を調査した介入研究　その5[5]

糖質制限食 vs その他の食事療法　12ヵ月フォロー

JAMA. 2007；297：969-77.　　The A to Z Weight Loss Study

　この研究はアメリカで施行されたもので，過体重・肥満の非糖尿病の女性 311 人（平均年齢 41 歳，平均 BMI 32，女性 100％）を糖質制限食，ラーン・ダイエット（エネルギー制限食），オルニッシュ・ダイエット，ゾーン・ダイエットのいずれかに割り付けて 1 年間フォローしています．糖質制限食は糖質 1 日 20 ｇ未満の食事を 2〜3 ヵ月続けたあとで糖質 1 日 50 ｇ未満の食事，エネルギー制限食はエネルギー摂取量を減らし炭水化物摂取比率を 55〜60％にして運動もするように指示された食事，オルニッシュ・ダイエットはエネルギーに占める脂質摂取割合 10％以下の食事，ゾーン・ダイエットはエネルギーに占める炭水化物摂取割合 40％，タンパク質 30％，脂肪 30％の食事となっています．また，研究の 2 ヵ月，6 ヵ月，12 ヵ月を完了できた参加者にはそれぞれ 25 ドル，50 ドル，75 ドルが支払われるなど，**研究を継続するために報酬を与えています**．食事療法は実際に理想的だとわかっても継続できるかどうかが大きなポイントになるため，報酬を与えている点は大きく割り引いて評価したほうが良さそうですね．

　結果ですが，各食事グループとも継続率は 80％前後で有意差はありませんでした．今までより継続率が高めになりましたが，これには報酬の影響も少なからずあったと考えられます．**体重ですが，開始 2 ヵ月後，6 ヵ月後の早期から糖質制限食が他の食事療法より大きく低下し，12 ヵ月後にはリバウンドしてはいるものの他の食事療法より有意に体重減少していました．**

ベースラインから 12 ヵ月間後の体重の変化

糖質制限食	−4.7 kg
エネルギー制限食	−2.2 kg
オルニッシュ・ダイエット	−2.6 kg
ゾーン・ダイエット	−1.6 kg

＊統計学的な有意差あり

　実際の食事内容の変化ですが，糖質制限食は他の食事療法と比較し，2ヵ月後はどの食事療法よりもエネルギー摂取量が減少し，12ヵ月後もエネルギー制限食より少ないエネルギー摂取量となっていました．やっぱり糖質を控える以外の制限がなくてもエネルギー摂取量が減るのは注目すべき点です．

エネルギー摂取量の変化（ベースライン　→　2ヵ月後　　→　12ヵ月後）
糖質制限食	1,888 kcal	→1,381 kcal	→ 1,599 kcal
エネルギー制限食	1,925 kcal	→1,476 kcal	→ 1,654 kcal
オルニッシュ・ダイエット	1,850 kcal	→1,408 kcal	→ 1,505 kcal
ゾーン・ダイエット	1,975 kcal	→1,455 kcal	→ 1,594 kcal

　また，糖質制限食の炭水化物量の摂取割合に関しては他の食事療法より少なくはなっていますが，ベースライン45.6％，2ヵ月後17.7％，6ヵ月後29.5％，12ヵ月後34.5％となっており，この研究でも厳格な糖質制限自体は長く継続することはできていない可能性が高いです．

> 糖質制限食に短期的な体重減少効果があるのは間違いないね
> ただ，日常生活では報酬をもらえないから継続できるかな……

糖質制限食の減量効果を調査した介入研究　その6[6]
糖質制限食 vs 低脂肪食 vs 地中海食　2年間フォロー
N Engl J Med. 2008; 359: 229-41.　　DIRECT study

　次にDIRECT studyをみてみましょう[6]．このDIRECT studyの結果を参考に糖質制限食を推奨するようになった人も多いようです．この研究はイスラエルでの単施設で施行され，対象者322人（平均年齢52歳，平均BMI 31，男性86％）を低脂肪食，地中海食，糖質制限食のいずれかに割り付けて2年間フォローしています．糖質制限食では最初の2ヵ月は炭水化物20 g/日で徐々に120 g/日まで増量とし，エネルギー摂取量，たんぱく質，脂質

は制限を設けていませんでした．また，地中海食と低脂肪食のエネルギー摂取量は男性 1,800 kcal，女性は 1,500 kcal で，地中海食はそのエネルギー摂取量の 35％までをオリーブオイルやナッツなどの脂質で摂り，低脂肪食ではそのエネルギーに占める脂質摂取割合を 30％にすることになっています．

　突然地中海食という言葉が出てきたので少し説明を加えます．地中海食は野菜，くだもの，全粒粉のパンなどの炭水化物，魚，鶏肉，ナッツ，オリーブオイルなどが豊富で，赤い肉（牛肉，豚肉などが赤い肉の代表．鶏肉は含まない）は少ないことが特徴です．簡単に言うと，地中海食は身体に良いと考えられている食材がそろっている食事です．**地中海食は心血管イベントや認知機能低下を防ぐことが報告され，注目されている食事の 1 つです**[7, 8]．

　さて，DIRECT study のそれぞれの食事療法の 2 年間の継続率ですが，糖質制限食が 78.0％，地中海食 85.3％，低脂肪食 90.2％であり，糖質制限食でもっとも継続率が低くなっていました．**2 年後の体重ですが，糖質制限食と地中海食が良好な体重減少効果を示しました**．最初に糖質制限食が大きく減量したもののリバウンドし，最後は地中海食と同等の減量効果でした．

ベースラインから 2 年後の体重の変化
糖質制限食　　−4.7 kg
地中海食　　　−4.4 kg
低脂肪食　　　−2.9 kg
＊統計学的な有意差あり，ただし糖質制限食と地中海食は有意差なし

　低脂肪食と糖質制限食が開始から 5 ヵ月目くらいを境に徐々に体重が戻ったのに対し，地中海食が約 2 年間体重減少を維持しているのは凄いです．イスラエルの対象者であり地中海食は参加者の嗜好やいつもの食事内容と合っていたのかもしれません．**その国の食文化にあった食事療法は継続性を考えるうえでも重要です**．また，エネルギー摂取量はやはり制限を設けていなかった**糖質制限食群でさえも大きく減り**，各群とも有意差なくベースラインからだいたい 350〜550 kcal/日低下していました．また，糖質制限食/地中海食/低脂肪食で，炭水化物の割合はベースラインで（50.8％/51.5％/

51.8％），2 年後で（40.4％/51.2％/50.7％）となっていました．

リバウンドしつつあっても 2 年間の経過で糖質制限食の減量効果が認められたね．リバウンドのその後が気になる……

糖質制限食の減量効果を調査した介入研究　その 6 続き[9]

糖質制限食 vs 低脂肪食 vs 地中海食　DIRECT study の 6 年間フォロー

N Engl J Med. 2012; 367: 1373-4.

　実は DIRECT study は 2 年間の介入終了後，さらに 4 年間フォローアップした結果が報告されています[9]．259 人を対象とし，67％の対象者が元々割り付けられていた食事療法を続け，11％が別の食事療法に変え，22％が食事療法を中止していました．介入終了後の 4 年間の観察期間で各群とも体重がリバウンドしており，糖質制限食 4.1 kg，低脂肪食 2.7 kg，地中海食 1.4 kg の体重増加を認めました．介入時に割り付けられた食事療法での 6 年間での減量効果ですが，地中海食群が最も体重が減少し，低脂肪食群と比べても有意な体重減少を認めました．また，糖質制限食と低脂肪食とに有意差は認めませんでした．

ベースラインから 6 年後の体重の変化
糖質制限食　　−1.7 kg
地中海食　　　−3.1 kg
低脂肪食　　　−0.6 kg
＊糖質制限食と低脂肪食で有意差なし

　介入研究の 2 年間のときにも体重が大きくリバウンドせずに経過した地中海食群が，長い経過観察期間で糖質制限食以上に体重減少を認めたという結果でした．

糖質制限食のリバウンドがすごい……．地中海食はリバウンドも少なく一番痩せたけど，対象者が継続できた点も大きそうだね

糖質制限食の減量効果を調査した介入研究　その7[10]

糖質制限食 vs 低脂肪食　　12ヵ月フォロー

JAMA. 2018; 319: 667-79.　DIETFITS study

　最後に DIETFITS study をみてみましょう[10]．この研究はアメリカで施行され，対象者 609 人（平均年齢 40 歳，平均 BMI 33，女性 57％）を糖質制限食か低脂肪食のいずれかに割り付けて 12ヵ月フォローしています．今までの研究より対象者数はだいぶ多くなっています．糖質制限食はシリアル，穀物，でんぷんの多い野菜などを控え，糖質を 1 日 20 g 未満に，また，低脂肪食群は肉，ナッツ，乳製品などを控えて脂質を 1 日 20 g 未満になるようになど指示されています．

　12ヵ月後の体重の変化ですが，糖質制限食と低脂肪食で有意な違いは認められず，どちらも体重減少効果は同等であることが示されました．

ベースラインから 12ヵ月間後の体重の変化
糖質制限食　　－6.0 kg
低脂肪食　　　－5.3 kg
＊統計学的な有意差なし

　また，糖質制限食と低脂肪食において，エネルギー摂取量はベースライン 2,223 kcal と 2,148 kcal，12ヵ月後はそれぞれと 1,697 kcal と 1,716 kcal でした．**両群ともにエネルギー制限はされていませんでしたがどちらの群も 500〜600 kcal 減っていました**．また，糖質制限食と低脂肪食で，炭水化物の割合はベースライン 44.0％と 44.5％，12ヵ月後は 29.8％と 48.4％でした．他の研究もそうですが，基本的に欧米の研究ではベースラインの時点から炭水化物の割合は低めで，日本人とは異なる食生活であることも確認でき

ます．そのような対象者達でも糖質を厳格に制限し維持するのは難しく，炭水化物摂取量の多い日本人にはより多くの困難がつきまとうかもしれません．

短期的にも糖質制限食と低脂肪食で減量効果は変わらないかな？　結局エネルギー摂取量次第？

まとめ

🌰 糖質制限食には 3〜6 ヵ月までは他の食事療法を寄せ付けない減量効果がある

🌰 糖質制限食には便秘や頭痛といった副作用を高率に伴う可能性がある

🌰 糖質制限食は大きくリバウンドすることが多く，他の食事療法と比較した長期的な減量効果の優位性は否定的

参考文献
1) Samaha FF, Iet al. N Engl J Med. 2003; 348: 2074-81. PMID: 12761364.
2) Stern L, et al. Ann Intern Med. 2004; 140: 778-85. PMID: 15148064.
3) Foster GD, et al. N Engl J Med. 2003; 348: 2082-90. PMID: 12761365.
4) Yancy WS Jr, et all. Ann Intern Med. 2004; 140: 769-77. PMID: 15148063.
5) Gardner CD, et al. JAMA. 2007; 297: 969-77. PMID: 17341711.
6) Shai I, et al. N Engl J Med. 2008; 359: 229-41. PMID: 18635428.
7) Estruch R, et al. N Engl J Med. 2018; 378: e34. PMID: 29897866.
8) Valls-Pedret C, et al. JAMA Intern Med. 2015; 175: 1094-103. PMID: 25961184.
9) Schwarzfuchs D, et al. N Engl J Med. 2012; 367: 1373-4. PMID: 23034044.
10) Gardner CD, et al. JAMA. 2018; 319: 667-79. PMID: 29466592.

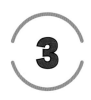

糖質制限食の代謝改善効果の
エビデンス

糖質制限食の代謝改善効果について

　脂質や血糖値などの代謝改善については主目的としていない研究も多く，フォローアップできた対象者数などの限界はありますが，参考までにみてみましょう．

　先ほどの研究（糖質制限食の減量効果を調査した介入研究その1）で，重度の肥満のある対象者132人（平均年齢54歳，平均BMI 43，女性20％）を糖質制限食（糖質1日30g未満）と低脂肪食（食事のエネルギー摂取量を500 kcal減らし脂質からのエネルギー割合30％未満）とを比較した臨床試験がありました．結果を簡単にまとめると，6ヵ月後は糖質制限食のほうが低脂肪食より有意に体重が減少していましたが（−5.8 kg vs −1.9 kg，P＝0.002）[1]，12ヵ月後は有意な違いを認めませんでした（−5.1 kg vs −3.1 kg，P＝0.195）[2]．この研究では脂質や血糖値の変化についても調査されています．

　中性脂肪に関しては低脂肪食より糖質制限食の方が6ヵ月後に大きく低下しており，12ヵ月後もその差は維持されていました 図9 [1,2]．HDLコレステロールに関しても糖質制限食のほうが相対的には少し良いかんじです．一方，LDLコレステロールに関しては6ヵ月後，12ヵ月後ともに変化なく，糖質制限食と低脂肪食での違いも認めませんでした．低脂肪食より糖質制限食で中性脂肪が大きく低下したことに関してはやはり早期の減量による影響が大きかったと考えられます．

JCOPY 498-22304

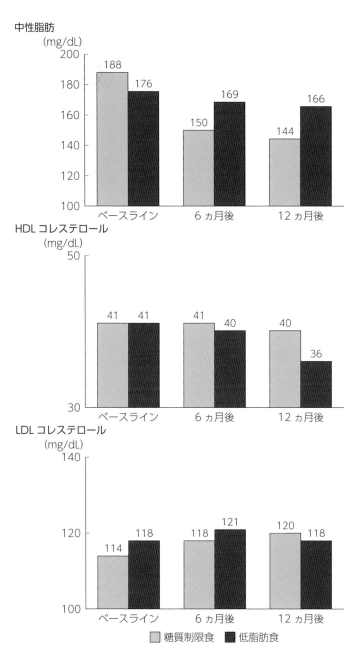

中性脂肪

HDL コレステロール

LDL コレステロール

糖質制限食　低脂肪食

図9 糖質制限食と低脂肪食の脂質の変化

糖質制限食で短期的には中性脂肪は大きく低下するけど，
LDL コレステロールはあまり変化しないね

　次に空腹時血糖値に関してですが，糖尿病のない対象者では 6 ヵ月後，12 ヵ月後ともに変化は認めませんでした 図10 [1,2]．一方，糖尿病患者に関しては低脂肪食と比べ糖質制限食で空腹時血糖値が 6 ヵ月後には有意に大きく低下していました．ただし，12 ヵ月後の空腹時血糖値の変化の違いに関しては糖質制限食と低脂肪食で有意な違いは認めませんでした．また，糖尿病患者の HbA1c に関しては，12 ヵ月後には糖質制限食のほうが有意に低下していました．この差は体重の変化で調整しても有意でした．これは空腹時血糖値だけでなく，糖質制限食では食後血糖値にも影響を与えている可能性が高く，その結果 HbA1c に好影響が認められた可能性があります．

糖尿病患者さんにとって糖質を控える意義は体重減少以外
にもありそうだね

　また，DIRECT study[3] の糖質制限食，地中海食，低脂肪食でも 2 年間の脂質や血糖値の変化がフォローされていますのでみてみましょう．HDL コレステロールは 3 群とも上昇していましたが，糖質制限食でもっとも HDL コレステロールが大きく上昇していました．また，中性脂肪は 6 ヵ月後には糖質制限食で大きく低下しましたが，その後はリバウンドし低脂肪食よりは低いものの地中海食とは変わらないレベルになっていました．LDL コレステロールは 3 群とも大きく変化せず，3 群間の有意差も認めませんでした．また，追加で 4 年間フォローした結果も一部報告されていて，中性脂肪と総コレステロールはどの食事療法でも開始時より低下していましたが，食事療法間では有意な違いは認めませんでした[4]．このような脂質の変化に関しては同様の結果が他の研究でも認められています[5~8]．
　血糖値に関しては糖尿病のない対象者では空腹時血糖値の変化はありませ

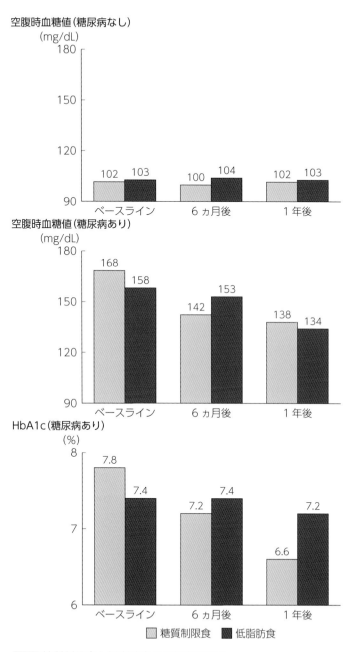

空腹時血糖値（糖尿病なし）
（mg/dL）

空腹時血糖値（糖尿病あり）
（mg/dL）

HbA1c（糖尿病あり）
（%）

糖質制限食　　低脂肪食

図10 糖質制限食と低脂肪食の血糖値の変化

んでした．糖尿病患者では地中海食でもっとも大きく空腹時血糖値が低下し，低脂肪食群と比較して有意な違いを認めました．糖質制限食では6ヵ月後，12ヵ月後には地中海食と同様に血糖値が低下しましたが，2年後には大きくリバウンドしていました．

　また，糖尿病患者の2年後のHbA1cの変化についても記述があり，低脂肪食では0.4%，地中海食では0.5%，糖質制限食では0.9%の低下を認め，糖質制限食だけがベースラインから有意な低下でしたが，食事療法間での有意な違いは認めませんでした．やはり糖質制限食でのHbA1c低下には食後血糖値に影響していることが考えられます．

糖質制限食は中性脂肪，HDLコレステロール，血糖コントロールに好影響を与えるかもしれないけど，継続できるかがカギになりそうだね

日本での糖尿病患者における糖質制限食の臨床試験

　複数の研究で，糖質制限食が少なくとも短期的には血糖値に好影響を与える可能性が示唆されています．実は糖質制限食の有効性を糖尿病患者で検証した研究もいくつかあります．そして，日本でも糖尿病患者に対しランダム化比較試験で糖質制限食の血糖値改善効果を検証した研究があります[9]．

　この研究では2型糖尿病患者66人を対象（平均年齢60歳，平均BMI 26.5，女性24%，HbA1c 8.0〜8.3%程度）に糖質制限食とエネルギー制限食で6ヵ月後のHbA1cを比較しています．糖質制限食は1日の糖質量130 gとし，エネルギー制限食は理想体重×28 kcal/日で炭水化物の割合50〜60%，脂質は1.0〜1.2 g/kgとなっています．結果ですが，6ヵ月後のHbA1cはエネルギー制限食群8.3%に対し，糖質制限食群7.3%と有意に低下していました 図11 [9]．ただし，食事療法の特性上どちらの群に割り付けられているかがわかる点や担当医に糖尿病治療薬の調整が任せられている点はその後のHbA1cに大きな影響を与えている可能性がありますので，限界点

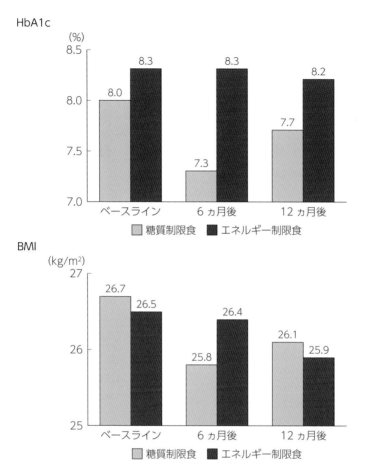

図11 2型糖尿病患者における糖質制限食とエネルギー制限食の
HbA1cとBMIの変化

はありそうです. また, BMI も糖質制限食のほうが有意に低くなっていました.

　さらにこの研究者たちは介入終了後どうなったか, その1年後も調査しています[10]. その結果, 介入終了1年後, 炭水化物摂取量はどちらも215 g/日程度となり, HbA1c も BMI も2群間に有意な差は認めなくなっていました.

　2型糖尿病患者に対する低炭水化物食の効果についてはいくつかメタ解析が報告されています. **糖質制限食は短期的には体重減少や HbA1c の改善が**

期待できることが報告されていますが[11]，12ヵ月後，24ヵ月後には他の食事療法と差を認めないと報告されています[12]．

　やはり，減量効果と同じように短期的な効果はありますが，長期的な視点からは有効性は認められていません．

> うーん，血糖値に対しても早めに効果は出るけど，長い目で見ると難しそうだね

まとめ

🌰 糖質制限食には短期的には中性脂肪の低下，HDLコレステロール増加といった脂質の改善が期待できる

🌰 糖尿病患者に対する糖質制限食は空腹時血糖値だけでなく食後血糖値も改善する可能性がある

🌰 糖尿病患者に対する糖質制限食は短期的には血糖コントロールの改善が期待できるが，長期的な血糖改善効果は認められていない

参考文献

1) Samaha FF, et al. N Engl J Med. 2003; 348: 2074-81. PMID: 12761364.
2) Stern L, et al. Ann Intern Med. 2004; 140: 778-85. PMID: 15148064.
3) Shai I, et al. N Engl J Med. 2008; 359: 229-41. PMID: 18635428.
4) Schwarzfuchs D, et al. N Engl J Med. 2012; 367: 1373-4. PMID: 23034044.
5) Foster GD, et al. N Engl J Med. 2003; 348: 2082-90. PMID: 12761365.
6) Yancy WS Jr, et al. Ann Intern Med. 2004; 140: 769-77. PMID: 15148063.
7) Gardner CD, et al. JAMA. 2007; 297: 969-77. PMID: 17341711.
8) Gardner CD, et al. JAMA. 2018; 319: 667-79. PMID: 29466592.
9) Sato J, et al. Clin Nutr. 2017; 36: 992-1000. PMID: 27472929.
10) Sato J, et al. PLoS One. 2017; 12: e0188892. PMID: 29206237.
11) Meng Y, et al. Diabetes Res Clin Pract. 2017; 131: 124-31. PMID: 28750216.
12) Sainsbury E, et al. Diabetes Res Clin Pract. 2018; 139: 239-52.
    PMID: 29522789.

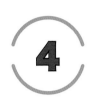

糖質制限食はまさに メディア向け？

糖質制限食をテレビや雑誌で特集すると・・・

　前述のように糖質制限食は最近になってはじめて登場してきたものではなく，その減量効果などは古くから指摘されています．そして，最近ではテレビや雑誌でもよく見かけます．「糖質を○ g 以下にすれば何を食べても問題なし」，「肉は食べ放題でも痩せる」などと謳って，一見健康的な食生活からかけ離れているような食事内容でも痩せていくのがウケているようです．

　実際にテレビなどでは肥満のタレントさんなどが肉ばかり食べて糖質制限食を施行し，数週間経過をフォローしていき，体重が痩せていく結果をみて，皆が驚愕します．Aさんが95 kgからわずか3週間で86 kgに，Bさんが116 kgから2ヵ月で98 kgに，といった結果が紹介されると大変インパクトがあります．特に他の方法と比較されることも少ないので実際に糖質制限食が良かったのか，もともとの食生活が悪かったのかは判断できませんが，糖質制限食で大きく痩せた結果が大々的に示されることで，「糖質制限食凄い！」となります．また，特に短期間で大きな結果をすぐに示せることからメディアでは大変重宝されている印象があります．

　確かに即効性という点においては糖質制限食が最も効果が高いというのは今までの研究結果を見ても間違いない事実です．また，臨床試験ではしばしば継続性が問題になりますが，テレビで経過をフォローされている状況であれば，モチベーションの維持にもつながり，その間はドロップアウトも防げていると思います．このような結果をみた人が自分もやってみようかなと思うのは無理もありません．

　そして，テレビや週刊誌などで特集された翌日以降には「糖質制限食ってやったほうがいいですか？」とか「糖質制限食って本当のところどうなの？」

といったことを医療者は訊かれることが多いのではないでしょうか？

> メディアによる糖質制限食のインパクトは凄いね

一度経験したらハマっちゃう!?

　実際に糖質制限食による減量を試してみると，短期間で結果が出るので，自分自身で効果を実感することができます．減量できて，血糖値が高かった人は血糖値も改善するので，ようやく効果のある食事療法に出会ったと思う人も多いかもしれません．そして，一度その効果を実感してしまうと，ごはんやパンなどの主食を完全に抜いて，大好きな肉を好きなだけ食べるような生活にどっぷりとハマってしまいます．主食さえ抜けば，好きなものを食べたいだけ食べられて，しかも短期的な効果はしっかり出て，結果も良くなるので，やっている本人としては悪いことが見当たりませんね．

　ただし，短期的な採血結果や体重だけに注目していて本当に大丈夫でしょうか？　次からは糖質制限食の長期的な影響をみた研究をチェックしてみましょう．

> 好きなものを食べながら，痩せて，血糖値も良くなるなら
> それでいいのかな？　なにか落とし穴がないか気になる……

まとめ

　🐷 減量効果などをすぐに示せるため，糖質制限食に関するメディアのインパクトは大きい

　🐷 実際に糖質制限食を経験して，ハマってしまう人も少なくない

JCOPY 498-22304

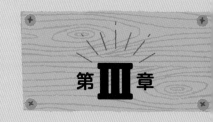

第III章

糖質制限食の
長期的な影響について

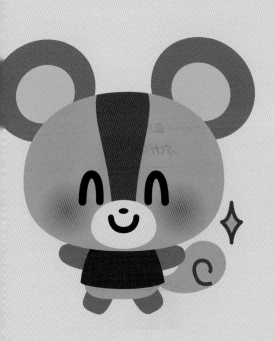

糖質を控えすぎると死亡リスクが上がる!?

糖質制限食の長期的な影響について

　糖質制限食について数ヵ月～数年の短期的な減量効果や代謝改善効果は確かにありそうです．ただし，便秘や頭痛といった副作用が相当増える可能性がありますし，また，そもそも継続することが困難であるなど問題がないわけではありません．そのような数ヵ月～数年の研究結果はありますが，より長期的には糖質制限食はどうなのでしょうか？　確かに，肥満の方が体重を減らしたり，代謝改善を目指すのは大事なことではあるのですが，**それらは最終的な目標ではありません**．それ以上に大事なことは，**その食事療法を行うことが健康で長生きすることにつながるかどうか**です．そのような点から糖質制限食の長期予後についての研究結果をみてみましょう．

> ### ここがポイント
> ☑ **食事療法はその食事を続けることで健康で長生きすることにつながるかどうかが最も大事**

　残念ながら，臨床試験として糖質制限食やその他の食事療法での死亡リスクを長期間フォローした研究はありません．臨床試験というものは莫大な費用がかかることや，食事療法はそもそも長期的に継続できないことが多いので，**長期的な介入自体が難しいというのが現状**です．ただし，臨床試験はできなくても糖質摂取量が少ない人達がその後どのような臨床アウトカムにつながるのかを観察研究で評価した研究はありますのでその結果をみてみましょう．

糖質制限食が疾患を予防したり生命予後を改善するかどうか知りたいね

エネルギーに占める炭水化物の割合と死亡リスクについて

　第 1 章で紹介した PURE study という世界 18 ヵ国で施行された大規模な前向きコホート研究では，135,335 人を対象（平均年齢 50 歳，男性 41.7%）に，エネルギーに占める炭水化物の割合と死亡リスクが調査されています[1]．前述のようにベースラインのヨーロッパ・北米の炭水化物割合が 52% であるのに対し，中国では 67% と欧米とアジアで大きく食生活が違うことも示されています．今までの糖質制限食を評価した臨床試験でも欧米の対象者はベースラインのエネルギーに占める炭水化物の割合が我々アジア人より少なめだったので，やはり一致していますね．この PURE study での調査はエネルギーに占める炭水化物の割合によって 5 群に分けられ，死亡リスクとの関係を調査されています．1 日の摂取エネルギーに占める炭水化物の割合を少ないほうから Q1 群 46.4%，Q2 群 54.6%，Q3 群 60.8%，Q4 群 67.7%，Q5 群 77.2% として，Q1 群と比較した Q2〜5 群の死亡リスクを評価しています．

　さて，注目の死亡リスクの結果ですが，最も死亡リスクが低かったのは，エネルギーに占める炭水化物の割合が最も少ない Q1 群（中央値 46.4[42.6-49.0]%）でした．炭水化物の割合が 60% を超えると徐々に死亡リスクが上昇しはじめ，70%，80% と増加するごとに死亡リスクが上昇していきました．

なんだ，やっぱり炭水化物って少ないほうがよいのかな

　この結果だけでは，なんとなく炭水化物の割合は少ないほうがよいように

も見えます．実際に，炭水化物の割合がさらに少ない糖質制限食でも死亡リスクがより低下すると拡大解釈して主張する人も中にはいます．一般的に糖質制限食はエネルギーに占める炭水化物の割合が極めて少ない食事であり，今回の PURE study の対象より少ない炭水化物の割合と死亡リスクについてこの研究だけで言及することは困難です．この PURE study では炭水化物の割合が一番少ない群でもだいたい 50% 弱は摂取しており，その程度摂取している群と比較して，70% や 80% 近い炭水化物摂取割合での死亡リスクを比較した研究です．そのため，エネルギーに占める炭水化物の割合が約40% 未満の人達に対しては，この研究結果はあてはまりません．

　参考までに，日本人の成人での 1 日のエネルギー摂取量 1,900 kcal に対し糖質摂取量 20 g の場合は 4%，100 g の場合は 21%，130 g の場合は27% が炭水化物の割合です．つまり，臨床試験や現在一般的な糖質制限食で推奨されている糖質の摂取量に対して，今回の研究結果を利用して有効だと言うことはできません．

> PURE study ではエネルギーに占める炭水化物の割合が50% 弱の人達が最も少ない対象者だから，それ以下の割合はまだ不明のままなんだね

糖質制限食と死亡リスクについて

　1 日糖質量 20 g や 130 g 前後など極端に糖質が少ない糖質制限食を評価するためにはもう少し炭水化物摂取割合が少ない人達を含むデータで評価する必要があります．そして，その少ない炭水化物摂取割合を評価した大規模な臨床研究がその後報告されています[2]．この研究はまず ARIC（Atherosclerosis Risk in Communities）study という研究のデータベースを利用して，エネルギーに占める炭水化物摂取割合と全死亡リスクについて調査しています．ARIC study というのはアメリカで施行され現在も続いている大規模な前向きコホート研究で，現在まで非常に多くの調査が行われています．この

研究には 1987〜1989 年に ARIC study に登録された 45〜64 歳の 15,428 人が対象となり，25 年という長期間フォローし，炭水化物摂取割合と死亡リスクとの関係が報告されています．1 日のエネルギー摂取量が極端に多かったり少なかったりすると炭水化物摂取量と全死亡との関係性を正確に評価できない可能性があったことから，1 日のエネルギー摂取量が男性では＜600 kcal or ＞4,200 kcal，女性では＜500 kcal or ＞3,600 kcal の人は除外されています．対象者はエネルギーに占める炭水化物摂取割合に応じて 5 群に分類され，多いほうから順にその割合は 61％，53％，49％，44％，37％程度となっています．

　そして，注目の死亡リスクに関する結果ですが，炭水化物摂取量と全死亡に影響を与える可能性のある多くの因子で調整後，**エネルギーに占める炭水化物の割合 50〜55％が最も死亡リスクが少なく，それ以上でも以下でも死亡リスクが上昇する U 字形の関係性**が認められました．この研究結果を先ほどの PURE study の結果とあわせてみても，似たような U 字形であることがよくわかります 図12 ．

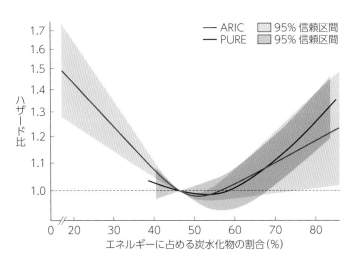

図12 ARIC study と PURE study におけるエネルギーに占める炭水化物摂取割合と死亡リスクとの関係
(Seidelmann SB, et al. Lancet Public Health. 2018; 3: e419-e428.[2])

　これだけで終わらないのがこの研究の凄いところで，ARIC study のデータに加え，先ほどの PURE study や北米，ヨーロッパ，日本のコホート研究など7つの研究結果を統合したメタアナリシスを施行しています．対象者数としては 432,179 人と，炭水化物摂取と死亡率との関係を調査したものではかなり大規模な解析になっています．メタアナリシスの結果も先ほどのARIC study の結果と同様に U 字形になり，エネルギーに占める炭水化物の割合が 40～70％と比較し，＜40％でも＞70％でも死亡リスクは高くなっていました．

ここがポイント

☑ 炭水化物の割合と死亡リスクは U 字形の関係性
☑ 炭水化物の割合が 40％より少なくても 70％より多くても死亡リスクは高くなる

　複数の研究で炭水化物の割合が少ない場合の長期的なアウトカムについて評価されました．そして，観察研究の結果だけでなく，メタアナリシスの結果でも炭水化物の割合が少ないと死亡リスクが高まる可能性が示唆されました．

　実はこの研究の前にも糖質制限食で死亡リスクが高まる可能性を示唆する研究結果があり，以前のメタアナリシスでも死亡リスクが高まる可能性について示されています[3]．糖質制限食は短期的には減量効果や血糖・脂質の改善効果などが期待できる結果があっただけに，長期的には死亡リスクを高める可能性が示唆された結果は糖質制限食を実践されたり推奨されたりしてきた方々にとってはより衝撃が大きかったかもしれません．

糖質制限食は長期的には死亡リスクを高める可能性があるんだね

JCOPY 498-22304

まとめ

🌰 短期的な結果だけに注目するのではなく，長期的に健康で
長生きすることにつながるかを評価することも重要

🌰 アメリカの ARIC study ではエネルギーに占める炭水化
物の割合 50～55％が最も死亡リスクが少なく，それ以上
でも以下でも死亡リスクが上昇していた

🌰 メタアナリシスの結果，炭水化物の割合は 40％より少な
くても 70％より多くても死亡リスクが上昇する可能性が
示唆されている

参考文献

1) Dehghan M, et al. Lancet. 2017; 390: 2050-62. PMID: 28864332.
2) Seidelmann SB, et al. Lancet Public Health. 2018; 3: e419-e428.
   PMID: 30122560.
3) Noto H, et al. PLoS One. 2013; 8: e55030. PMID: 23372809.

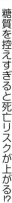

1

糖質を控えすぎると死亡リスクが上がる!?

糖質を控えすぎるとがんや 心血管疾患のリスクが上がる!?

糖質制限食のがんや心血管疾患のリスクについて

　糖質制限食で全死亡リスクが有意に上昇することが大規模な観察研究で示唆されました.

　次に実際の疾患のリスクについてみてみましょう. 最近, 糖質制限食と心血管疾患やがんでの死亡リスクとの関係を大規模に調べた結果が報告されています[1]. まず, この研究ではNHANESというアメリカでの国民健康栄養調査のデータベースを利用し, エネルギーに占める炭水化物摂取割合と心血管疾患やがんのリスクを調査しています. 対象者は24,825人（平均年齢47.6歳, 女性51.4%）で, 低炭水化物食に関するスコアによって4群に分かれていて, 割合の多いほうからQ1（炭水化物摂取割合66%, 炭水化物摂取量として367 g/日）, Q2（炭水化物摂取割合57%, 炭水化物摂取量として245 g/日）, Q3（炭水化物摂取割合49%, 炭水化物摂取量として205 g/日）, Q4（炭水化物摂取割合39%, 炭水化物摂取量として214 g/日）となっています.

　関連しうる種々の因子で調整したアウトカムですが, 炭水化物摂取割合の多いQ1群と比較した結果, Q2群で9%, Q3群で19%, Q4群で32%死亡リスクが有意に上昇していました 図13 [1]. 炭水化物摂取割合が少なくなると有意に死亡リスクが上昇する傾向があることが示されました. また, がんでの死亡に関しても, Q1群と比較した結果, Q2群で9%, Q3群で13%, Q4群で35%がん死のリスクが上昇していました. がん死も炭水化物摂取量が少なくなると有意にそのリスクが上昇する傾向があることが示されています. 同様に, 心筋梗塞といった冠動脈疾患での死亡リスクに関しても, Q1群と比較した結果, Q2群で19%, Q3群で30%, Q4群で51%程度リスクが上昇していました 図14 [1]. また, 脳卒中などの脳血管障害での死亡リス

JCOPY 498-22304

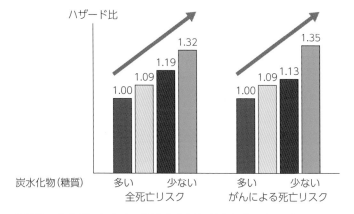

ハザード比

1.00　1.09　1.19　1.32　　1.00　1.09　1.13　1.35

炭水化物（糖質）　　多い　少ない　　多い　少ない
　　　　　　　　　　全死亡リスク　　がんによる死亡リスク

図13 エネルギーに占める炭水化物摂取割合と全死亡，がん死の
　　　リスクについて

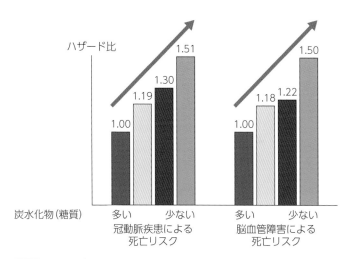

ハザード比

1.00　1.19　1.30　1.51　　1.00　1.18　1.22　1.50

炭水化物（糖質）　　多い　少ない　　多い　少ない
　　　　　　　　　　冠動脈疾患による　脳血管障害による
　　　　　　　　　　死亡リスク　　　　死亡リスク

図14 エネルギーに占める炭水化物摂取割合と心血管疾患での
　　　死亡リスクについて

クに関しても，Q1群と比較した結果，Q2群で18%，Q3群で22%，Q4群で50%リスクが上昇していました.

　さらにこの研究では他の前向きコホート研究をいれて合計462,934人を対象にしたメタアナリシスを施行しています．その結果もやはり同様で，エネルギーに占める炭水化物摂取割合が少ないと全死亡だけでなく，がんや心血

2

糖質を控えすぎるとがんや心血管疾患のリスクが上がる!?

管疾患による死亡のリスクもやはり有意に上昇することが認められています.

> **ここがポイント**
>
> ☑ 炭水化物の割合が少ないと全死亡のリスクだけでなく，がんや心血
> 管疾患による死亡のリスクも高くなる

　この研究では炭水化物摂取割合が最も多い 66% 程度を対象にして，一番少ない群では炭水化物摂取割合 39% 程度を評価しているので，PURE study より少ない炭水化物摂取量を検討できていることがポイントです．PURE study では欧米だけでなくアジアの国々も参加しているので全体的に炭水化物摂取割合が多く，炭水化物の摂取割合が多い場合の評価が中心になっています．また，PURE study では全粒穀物の摂取が全体的に少なく，70% 程度は精製穀物であり，本試験のほうが炭水化物として全粒穀物を多く摂取していたことが結果の違いにつながったことなども考察されています．この研究の結果からも糖質制限食では死亡リスクが上昇するといった長期的な悪影響がどうしても懸念されます.

> 糖質を控えすぎて長期的にがんや心血管疾患の死亡リスク
> が高くなる可能性があるのは大きな懸念点だね

日本人における糖質制限食とがんリスクについて

　最近国立がん研究センターから日本人における炭水化物摂取量とがん罹患との関係について報告されています[2]．JPHC（多目的コホート研究）のデータを用いてがん罹患歴のない 45〜74 歳の男女 90,171 例を対象とした大規模なものです．低炭水化物に関するスコアから Q1〜Q5 の 5 群に分けて，エネルギーに占める炭水化物割合とがん罹患リスクとの関係について調べています．エネルギーに占める炭水化物摂取割合は Q1 が最も多く 66.0%，Q5

JCOPY 498-22304

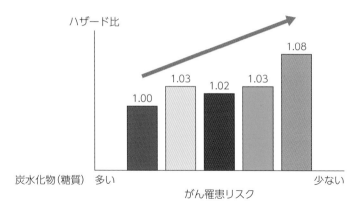

ハザード比

1.00　1.03　1.02　1.03　1.08

炭水化物（糖質）　多い　　　　　　　　　　少ない

がん罹患リスク

図15 日本人におけるエネルギーに占める炭水化物摂取割合とがん
罹患リスクについて

Cai H, et al. Cancer Sci. 2022; 113: 744-55.[2)]の表 3 を参考に作成

が最も少なく 44.1％となっています．結果ですが，**Q1 群と比較すると，炭
水化物摂取量が少なくなるにつれて徐々にがん罹患リスクが高くなる**ことが
認められました（傾向性 P＝0.012）　**図15**．

> 欧米よりがんが問題になる日本人において，炭水化物の割
> 合が少ないとがんが増える可能性があるのは問題だね

🌰 炭水化物の割合が少ないと全死亡だけでなく，がん死や心
血管死のリスクが高くなる可能性が示唆されている

🌰 日本人においても炭水化物の割合が少ないほうががん罹患
のリスクが高くなる可能性が報告されている

参考文献

1) Mazidi M, et al. Eur Heart J. 2019; 40: 2870-9. **PMID**: 31004146.
2) Cai H, et al. Cancer Sci. 2022; 113: 744-55. **PMID**: 34821435.

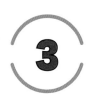

糖質制限食の何が問題？

糖質制限食で何が変化するのか？

　1日の摂取エネルギーに占める炭水化物（糖質）摂取割合50％前後を下限にした研究においては糖質を控えることの長期的なベネフィットが報告されていましたが，最近はより少ない糖質摂取割合を評価した研究が施行され，**複数の研究やメタアナリシスで炭水化物の摂取割合と死亡リスクがU字形を示す**ことが報告されています．そして，**糖質制限食が死亡リスクだけでなく，がんや心血管疾患による死亡，がん罹患リスクを増加させる可能性が示唆**されます．いったい何が原因なのでしょうか？

　第Ⅰ章でソフトドリンクなどに含まれる果糖，ぶどう糖，ショ糖などの過剰摂取が肥満や糖尿病，全死亡，心血管イベントやがんによる死亡リスクを高める可能性があることを示しました．糖質という点ではやはり過剰な摂取が危険であることは無視できません．それなら少なければ少ないほうがよいと考えたくなりますが，少なくしていくとあるところから逆に死亡リスク，心血管イベント，がんのリスクが高くなってきます．糖質制限によりどのような食事の変化が起きるでしょうか？　ここでは臨床試験での糖質制限食による食事内容の変化や，観察研究での食事内容を参考に原因を考察していきたいと思います．

JCOPY 498-22304

糖質制限食のどんな食事変化が問題になるのかな？

糖質制限食で減るもの/増えるものはなんでしょう？

糖質制限食では

① 糖質を極端に制限する（1日 20 g～130 g など）
② 肉などは好きなだけ食べられる
といったことが基本になっています．そのような食事で何が減って何が増えるのか考えてみましょう．

① 糖質を極端に制限することでの変化

　まず，①による変化から考えてみましょう．糖質の摂取量を減らすため，ソフトドリンクなどの糖類の摂取量を大きく減らす必要がありますが，それ自体は過去の研究結果を参考にするとおそらく悪いことではないはずです．ただし，それだけで糖質を十分減らすことは不可能なので，米やパンなどの穀物を相当量減らす必要があります．目標とする糖質量によっては完全に抜くことも必要になります．そうすると穀物からの糖質だけでなく糖質以外の栄養成分も相当量減ることになります．

　今までの研究を参考にすると，特に欧米人は穀物から食物繊維を多く摂っているという報告もあり[1]，穀物を極端に減らすことで食物繊維の摂取量は大きく減る可能性が高いです．食物繊維が減ることで全死亡，冠動脈疾患，2 型糖尿病，大腸癌などの疾患リスクが増大していても不思議なことではありません[2]．

　過去の糖質制限食に関する臨床研究で，食物繊維の変化についても記載がありますので以下に結果の一部を記載します．

【臨床試験】

> ・糖質制限食（糖質1日30g未満の食事）vs 低脂肪食
> 1年間フォロー[3]
> Ann Intern Med. 2004；140：778-85.

　低脂肪食群と糖質制限食群ではそれぞれベースラインは平均13gと平均12gであったのに対し，1年後はそれぞれ平均12gと平均7gとなっており，**糖質制限食で食物繊維が大きく減る傾向あり**．

> ・糖質制限食（糖質1日20g未満を数ヵ月後に50g未満）vs その他の
> 　食事療法
> 1年間フォロー
> The A to Z Weight Loss Study[4]
> JAMA. 2007；297：969-77.

　食物繊維の摂取量は各群で有意な違いがあり，糖質制限食の群がもっとも減少．糖質制限食ではベースラインで食物繊維を17.4g摂取していたが，ある程度厳格に糖質を控えた2ヵ月後は11g程度しか摂取されず，他の食事療法より6〜11g程度少なかった．

> ・糖質制限食（糖質20g/日で開始，その後120g/日）vs 地中海食
> 　vs 低脂肪食
> 2年間フォロー
> DIRECT study[5]
> N Engl J Med. 2008；359：229-41.

　食物繊維の摂取量は，糖質制限食/地中海食/低脂肪食の各群で有意な違いがあり，**糖質制限食でもっとも食物繊維の摂取が減少**．ベースラインからみて2年後には平均で（−10.0g/0.29g/−4.7g）となり，糖質制限食では食物繊維の摂取量が10g程度減少．

JCOPY 498-22304

・糖質制限食（糖質 1 日 20 g 未満）vs 低脂肪食

1 年間フォロー

DIETFITS study[6]

JAMA. 2018; 319: 667-79.

　食物繊維は，低脂肪食群はベースライン 22.0 g，1 年後は 23.0 g であったのに対し，糖質制限食では 21.6 g から 18.6 g になり，**糖質制限食で食物繊維の摂取量が減少**．

【観察研究】

・ARIC study データベースを利用した研究[7]

Lancet Public Health. 2018; 3: e419-28.

　エネルギーに占める炭水化物摂取割合 61%，53%，49%，44%，37%の各群に対し，それぞれ 1 日の食物繊維の摂取量は 19.8 g，18.7 g，17.7 g，16.5 g，13.5 g であり，**エネルギーに占める炭水化物の摂取割合が減少すると食物繊維の摂取量が減少**．

・NHANES データを利用した研究[8]

European Heart Journal. 2019; 40: 2870-9.

　エネルギーに占める炭水化物摂取割合 Q1(66%)，Q2(57%)，Q3(49%)，Q4（39%）の各群に対し，1 日の食物繊維の摂取量は Q1（17.1 g），Q2（15.8 g），Q3（15.4 g），Q4（14.9 g）であり，**炭水化物摂取割合の減少とともに食物繊維の摂取量は減少**．

ここがポイント

☑ **糖質制限食では食物繊維の摂取量が大きく減少する可能性が高い**

　もちろん食物繊維以外にも，穀物から摂れる何らかの身体に重要な栄養成分が減っていることも考えられます．全粒穀物を中心に摂っていた場合はその摂取量が大きく減少することで死亡や心筋梗塞，がんといったイベント発症リスクが高まるかもしれません[9]．糖質制限のためにくだものの摂取量も減るので，くだものの摂取が減少することによりイベント発症リスクが高まる可能性も考えられます[10]．

　このように多くの要因が関与している可能性はありますが，ある程度健康的な食事内容を指示された臨床試験でも多くの観察研究でも，糖質を控えた食事により食物繊維などの重要な栄養素の摂取量が大きく低下することは認められており，よほど意識して摂取を心がけないかぎりは食物繊維の減少は避けられそうにありません．また，穀物からの食物繊維は食物繊維のなかでも特に有用とも言われているので，その減少のインパクトは他の食品からの食物繊維ではカバーできないほど大きい可能性もあります．

> 糖質を厳格に控えることで食物繊維などの重要な栄養素が大きく減少することは問題だね

②　肉などは好きなだけ食べられることによる変化

　また，動物性のたんぱく質や脂質が増えてコレステロールや飽和脂肪酸が増加することが死亡などのリスク上昇に関与している可能性も考えられます．特に赤い肉（牛肉や豚肉などのこと．ただし，鶏肉は含まない）や加工肉が増えると，今までの研究結果からがんや心血管イベントなどのリスクが増加することが報告されています[11, 12]．また，肉が中心になり豆類や野菜が減ることでそのようなリスクが増加する可能性もあります[10]．

ここがポイント
☑ 特別な制限がなく摂取されやすい赤い肉や加工肉などが増加すると，多くの疾患のリスクが増加する可能性あり

　もちろんこれらのことだけで説明できるものではないとは思いますが，個人的には糖質制限食により食物繊維の摂取量が減少する変化だけでも，長期的には相当なリスクのように感じます．さらに体重がリバウンドして，食物繊維の摂取量は少ないままの場合はなおさらです．短期的に痩せたり血糖値が良くなったりといった目に見える変化はそれを実践している本人や糖質制限推奨者には理解しやすく，頭痛や便秘などの副作用がかすむほど大変魅力的なものに見えてしまうかもしれません．しかし，**数字や短期的な結果には出てこないものの食物繊維の減少や肉を中心とした食品の変化がもたらす長期的なリスクは無視できないように思います．**

> 穀物やくだものが減り，肉を中心とした食物繊維の少ない食事になってしまう場合は，長期的に健康を害しても不思議ではないね

まとめ

🌰 糖質制限食により食物繊維などの重要な栄養素の摂取量が大きく減少する可能性がある

🌰 穀物やくだものが減り，赤い肉が増えるなどの変化は死亡，がん，心血管疾患などのリスクが上昇する可能性がある

参考文献

1) McGill CR, et al. Nutrients. 2015; 7: 1119-30. PMID: 25671414.
2) Reynolds A, et al. Lancet. 2019; 393: 434-45. PMID: 30638909.
3) Stern L, et al. Ann Intern Med. 2004; 140: 778-85. PMID: 15148064.
4) Gardner CD, et al. JAMA. 2007; 297: 969-77. PMID: 17341711.
5) Shai I, et al. N Engl J Med. 2008; 359: 229-41. PMID: 18635428.
6) Gardner CD, et al. JAMA. 2018; 319: 667-79. PMID: 29466592.
7) Seidelmann SB, et al. Lancet Public Health. 2018; 3: e419-28. PMID: 30122560.
8) Mazidi M, et al. Eur Heart J. 2019; 40: 2870-9. PMID: 31004146.
9) Zong G, et al. Circulation. 2016; 133: 2370-80. PMID: 27297341.
10) Wang X, et al. BMJ. 2014; 349: g4490. PMID: 25073782.
11) Bouvard V, et al. Lancet Oncol. 2015; 16: 1599-600. PMID: 26514947.
12) Larsson SC, et al. Int J Cancer. 2006; 119: 2657-64. PMID: 16991129.

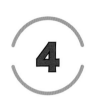

4 観察研究の注意点と結果の解釈

観察研究での注意点について

　長期的な死亡リスクなどを評価するためには何十年も経過をフォローする必要がありますが，現実的に臨床試験で評価することは困難であり，観察研究で評価することになります．

　観察研究では食事内容の調査を数回行うことでその人の食事内容を決めています．これによりたまたま調査のタイミングでその人の報告する食事内容がいつもの食事と違い，それが研究に反映されてしまっているということも起こりえます．また，食事に関しては過少申告などもしばしば問題になることです．そして，観察研究では糖質の摂取量の違い以外の関連する因子を統計解析で調整することにより真の結果を得ようとしますが，調整が完全にできていると言い切ることはできません．また，因果関係についても断言することはできません．これらは**食事内容を検証する観察研究の限界**で，しばしば指摘される点です．ただし，全例で大きく食事内容が異なるということはまず考えにくく，大規模な調査において傾向性としては反映されていると考えられます．

　また，通常糖質制限食は臨床試験の結果からも長くは続かないと考えられますが，**観察研究ではずっとその食事を継続できていると想定**され解析されます．そのため，ある意味特殊な人達を対象にしていることになるかもしれません．しかし，もし仮に糖質制限食を長期間変わらず続けたらどうなるかという点では重要です．

　さらに，**糖質摂取量が少ないことと，厳格なアトキンス・ダイエットなどの糖質制限食は異なる**との批判もあります．ただし，アトキンス・ダイエットのようなさらに少ない糖質摂取割合になると急に長期的な結果が逆に好転

するということは58頁 図12 のＵ字形やスプライン曲線をみるとまず考え
にくい結果です.

観察研究には多くの限界点があることなどはしっかりと認
識しないとね

観察研究の結果が怪しい？

　少し戻って，先ほど示した ARIC study やメタアナリシスでエネルギーに
占める炭水化物摂取割合と死亡リスクを評価した研究がありました[1]. 結果
はかなりインパクトが強いもので糖質制限食に対して大きな影響を与えてい
ますが，その結果が怪しいという批判もあります.

　その研究では炭水化物を動物性の脂質やたんぱく質に置き換えた場合と植
物性の脂質やたんぱく質に置き換えた場合での解析もされています. その結
果は，炭水化物を動物性の脂質やたんぱく質に置き換えた食事では死亡リス
クが有意に上昇した一方，炭水化物を植物性の脂質やたんぱく質に置き換え
た食事では死亡リスクが有意に低下していました. この結果に対し，置き換
える食品が動物性か植物性かで結果が異なる点から残存する交絡因子（簡単
にいうと，結果に影響を与える調整すべき因子）があり，信用できない研究
結果だという意見があります. 確かに観察研究には交絡がつきものであり，
十分に調整できていない可能性もありますが，それで結論付けられる結果で
しょうか？

　その ARIC study では，炭水化物を動物性のたんぱく質や脂質で置き換え

た対象者はくだものも野菜も摂取量が減り，食物繊維の摂取量も減っていました．一方，炭水化物を植物性のたんぱく質や脂質で置き換えた対象者は，くだものの摂取は減るものの野菜が増え，食物繊維の摂取量も増えていました．また，どちらの糖質制限食も脂質の摂取量は増えていましたが，動物性と比べ植物性のたんぱく質や脂質で置き換えた糖質制限食では多価不飽和脂肪酸がより多く増えていました．本書では脂質の詳細は省きますが，多価不飽和脂肪酸の摂取が増えることで LDL コレステロールの低下や冠動脈イベントリスクが低下することが示唆されています[2]．具体的に置き換えたときの変化（例えば，動物性では赤い肉が増える，植物性では野菜が増え食物繊維が増加するなど）と，過去の研究結果（赤い肉が増えることで死亡リスクが増加する，野菜や食物繊維が増えることで死亡リスクが減少するなど）を考えると，今回の動物性か植物性かで置き換えた場合の結果は非常に妥当のように思えます．この結果をもって交絡があるから結果は信用できないものであるということはいえそうにありません．また，動物性で置き換えた場合の結果からは少なくとも糖質制限食で肉などの動物性のたんぱく質や脂質をどれだけでも食べてよいということはなおさらいえません．

　一方，糖質制限食でも植物性のたんぱく質や脂質が増えるような内容であった場合は長期的なリスクをはっきりと結論づけづらい点はあります．糖質制限食を実践しながら，例えば糖質の代わりに大豆などの豆類を増やしたり，野菜やオリーブオイルなどが増加したりする場合は，食物繊維やその他の大豆や野菜などの有効性が出現する可能性はありますが，まだこのあたりは研究結果を待つ必要がありそうで慎重に判断するほうが無難です．もっとも一般的に推奨されている糖質制限食はその制限の少なさがウケていることもあり，さらに植物性での置換に限定するような制限を設けた場合は受け入れられる人が大きく減り，かつ，継続もより難しいものになるかもしれませんが．

炭水化物を動物性か植物性のたんぱく質や脂質で置き換えた場合のアウトカムは想定内の結果かもしれないね

　また，対象者の背景の違いから糖質摂取が少ないことと死亡リスクは直接関連しないとの批判もあります．ARIC study では糖質摂取量の少ない群ほど現喫煙者が多く，活動量が少なく，糖尿病が多く含まれる，といった背景がありました．因果関係を明確にできないという観察研究の限界もありますが，年齢，性別だけでなく，喫煙，活動量，糖尿病の有無など種々の因子で調整されており，ベースラインからその後の死亡リスクを予測するうえでの対応は可能な限り施行されています．観察研究の限界ではありますが，結果が間違っていると断言するだけの根拠もありません．

　この研究だけでなく，他の研究結果やメタアナリシスなどでも同様の結果が集まってきている以上，やはり現時点では糖質制限食が死亡リスクを高める可能性が高いと考えるのが科学的には妥当です．すぐに痩せたり，短期的に血糖コントロールが改善したりすることだけで糖質制限食に飛びつくのはお勧めできません．理想としては介入研究で糖質制限食の長期的なアウトカムを評価できれば一番よいのですが，研究費や参加者を集めることも難しく，そもそも糖質制限食は短期的な介入研究でも長続きせず多くがドロップアウトする状況を鑑みると，観察研究の結果をもとに考えることが現実的です．

> 長期的な影響を考えるのは観察研究でないと難しそうだね

まとめ

- 🌰 観察研究に限界があることは理解しておく必要がある

- 🌰 炭水化物を動物性か植物性のたんぱく質や脂質に置き換えた場合の研究結果は食事における変化を考えると妥当な結果かもしれない

- 🌰 現時点では糖質制限さえすれば何を食べてもよいとは言えない

参考文献

1）Seidelmann SB, et al. Lancet Public Health. 2018; 3: e419-28. PMID : 30122560.
2）Jakobsen MU, et al. Am J Clin Nutr. 2009; 89: 1425-32. PMID : 19211817.

Ⅲ

糖質制限食の長期的な影響について

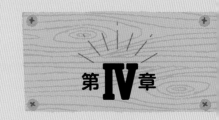

第 **IV** 章

糖質制限食を再考する

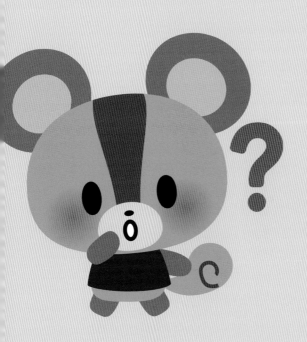

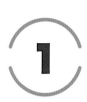

1 なぜ糖質制限食は流行るのか？

糖質制限食が流行しているのはなぜ？

　最近の臨床研究の結果では，糖質制限食には数ヵ月～6ヵ月程度の短期的な減量効果や代謝改善効果しか認めず，長期的には死亡，心血管疾患，がんのリスクを高める可能性が示唆されているにもかかわらず，なぜ多くの方が糖質制限食にハマるのでしょうか？　なぜここまで流行るのでしょうか？

　現在でもアトキンス・ダイエットなどのダイエット法の実施者や推奨者は少なくありません．ただし，本当に実行するためには主食を中途半端に減らすだけでは不十分で，くだもの，糖質の多い野菜全般，イモ・豆類などだけでなく，揚げ物の衣などまで意識することになりますが，過去の研究結果からもわかるように短期間しか続いていない方も多いように思います．にもかかわらず糖質制限食が現在も流行っている理由には大きく分けて3つあるように思います．

理由　その1
実行しやすい

　日本で一般的に流行っている糖質制限食は糖質を極力控えるだけであとは何を食べてもよいというものであり，その取り組みやすさがウケていることはあると思います．糖質を減らした分，ステーキでもから揚げでも食べてよいと言われるとやってみようかなという気持ちになるのもうなずけます．ただし，日本人はラーメン，カレーライス，寿司などが好きで，欧米よりも炭水化物（糖質）の摂取割合が多いため，糖質を極端に減らすことが難しい方も多いとは思います．

JCOPY 498-22304

理由　その2
効果を実感しやすい

　肥満解消のために取り組み始めて比較的早く体重が減ってきたり，血糖値が下がったりしたら，嬉しいですよね．短期的に効果を出す点においては糖質制限食は他の食事療法を圧倒します．効果が出るとようやく求めていた食事療法に出会ったと思う方も多いかもしれません．たとえ短期間でも効果をすぐに感じられると，そのまま糖質制限食にハマってしまうかもしれません．

理由　その3
長期的なリスクについて知らない，知らされていない

　糖質制限食の良い点だけが本やメディアから大量に発信されています．なぜなら，**糖質制限推奨者は絶対に悪い点を伝えようとせず，良い点だけを強調する**からです．そして，糖質制限推奨者はエネルギー制限や他の食事療法の危険性や継続の難しさをしばしば強調します．

　しかし，そもそも多くの臨床試験で示されているように糖質制限食でもエネルギー摂取量が大幅に減少するので，糖質制限食も同様に危険ということになります．肥満者に対してエネルギーを制限すること自体を悪者扱いし，糖質制限食のほうがよいと推奨するのは理解しかねます．そして，継続性については臨床試験で糖質制限食もドロップアウトやリバウンドが多いことも示されています．何か特殊な指導方法などがあれば別かもしれませんが，臨床試験において日常診療ではできないくらい手厚く指導されフォローされていても継続することが難しいことがわかっています．

　また，**臨床研究や論文などにあまり触れたことのない医療従事者や食事指導者は残念ながらそもそも悪い点を知らない**可能性すらあります．我々医療従事者はプロであり，治療の悪い点を無視して良い点だけを伝えて強く推奨することに関しては賛成できません．

リスクとベネフィットの両者を考えたうえで推奨すること
が重要だね

　医療従事者にとっては理由その1，2よりも理由その3の方が深刻で，対応すべき課題としては重要です．まずは医療従事者として科学的な視点でエビデンスをしっかりと確認し，推奨できること・できないことを知っておく必要があります．糖質制限食について今ほど悪い点が明確になっていない時代では推奨も否定もしづらい状況だったと思いますが，悪い点が次々に明らかになってきた現在では糖質制限食を強く推奨することはできないはずです．

　薬に例えるとよりわかりやすいかもしれません．薬全般に言えることですが，良い点（効果）だけでなく必ず悪い点（副作用）があります．良い点だけの薬はありません．例えばあるXという薬があったとします．このXという薬は3〜6ヵ月という短期間ですぐに痩せる効果を発揮する痩せ薬です．ただし，その後は大きくリバウンドし体重がもどることがわかっています．また，長く服用を続けると心血管イベントやがんといった病気のリスクが高まる可能性や，死亡するリスクが高まる可能性が報告されています．さて，このような効果効能をもったXという薬を患者さんや周囲の方に処方しますか？

実践しやすさ，実感しやすさはあるものの，医療従事者・
指導者がしっかりそのリスクにも触れることが大事だね

科学的根拠に基づいた判断をする

　患者さんや一般の方が糖質制限食を実践し，目に見えて効果を実感できてしまうと，研究結果からのエビデンスとしてその後の死亡リスクを上昇させる可能性があるといわれてもなかなか理解するのは難しいのかもしれません．過剰にハマってしまうと，糖質制限食こそが真実，それ以外はやっても

無駄という考えに陥り，他の情報（特に糖質制限食にとって不都合な情報）が入ってこなくなってしまう方が確かにいます．そうなってしまうと科学的に何が正しくて何が間違っているかもはや二の次になり，糖質制限食にとって良い情報は過大評価し，都合の悪い情報は無視したり難癖をつけて蓋をしたりするといった行動に出てしまいます．他にも根拠のない陰謀論や利害関係に基づいているなどといった反証も出てきそうですが，**そこに科学はありません**．そして，さらには糖質制限食について都合の悪い情報を積極的に排除しようとする人が一定数います．

　科学的根拠に基づき議論を重ねることは重要で，もし糖質制限食を推奨するのであれば，科学的根拠に基づき長期的な安全性や健康効果に関しても提示することです．臨床研究で長期的な悪影響が明らかになりつつあるため，短期的効果だけで推奨することや，一時的な身体変化を長期的な好影響に強引につなげ，広く一般的に推奨することはお勧めできません．もちろん何か諸事情があり，患者さんとリスクとベネフィットを相談したうえで実践すること自体は問題ないと思います．そして，このバランスこそが一番大事な点だと思います．

> **科学的根拠に基づいて，短期的な効果だけでなく長期的なリスクの可能性についても話し合わないとね**

批判的吟味の必要性

　批判的吟味は重要で，もちろん本書の内容も批判的に吟味していただいたうえで，糖質・炭水化物の摂取をどうするか検討するのが良いと思います．糖質制限食が死亡，がん，心血管疾患のリスクを高める可能性については観察研究の結果なので，慎重に判断する姿勢は大事です．しかし，**全て介入研究だけで検証することは不可能で，実際には観察研究のエビデンスに基づいて行われている医療行為や食事療法は極めて多いです．**そして，それが観察研究の結果だから間違っていると安易に切り捨てるのは危険です．**無症状で**

ある肥満や糖尿病が長期的にみてなぜ危険なのか，おいしく吸っているタバコがなぜ身体に悪いのか，といった当たり前に思えることも観察研究の結果が極めて重要な位置を占めています．そのような観察研究の結果は受け入れるけども，糖質制限食の結果は絶対に受け入れないというのは，科学的に正しい態度とは言いがたいです．

「糖質制限食に悪いところはなく，健康を害する肥満や糖尿病を防ぐために糖質は全て悪であり，糖質制限食こそが健康のために重要」という考えは，観察研究の一部は肯定し，一部は否定しており，科学的根拠の判断があべこべになっているように思います．もちろん「タバコは健康に悪いと理解はしている，だけど美味しいから吸っている」という方は多いと思いますし，「糖質制限食が長期的にみて死亡リスクが高まる可能性があることは理解している，だけど痩せるベネフィットが極めて大きいため植物性のたんぱく質や脂質を増やすなどで糖質制限食をしている」といったことなら理解できます．あくまで医療従事者やインストラクターがそのリスクを伝え，実行する人もそのリスクを理解したうえでの行動であるならば，何かその人なりの考えがあるのだなと了解できます．

また，医療従事者でなければ論文などを自分で読んで行動につなげるのは難しいことであり，医療従事者が正しく情報を伝えることが重要です．研究結果により物事の考えが時代によって変わるのは仕方のないことですが，現在わかっている長期的な死亡リスクなどの危険性を伝えることは医療従事者の仕事だと思います．そして，食事について何か意識して取り組んでもらうならば，可能なかぎり有用性が高いと考えられる食事内容を推奨したいところです．本当は糖質や炭水化物が好きなのに，死亡リスク上昇といったリスクなど知らずに，健康に良いと信じて，糖質を我慢して生活をしている方がいた場合，非常に気の毒です．本書を通じてこのような方が少しでも減ることを期待しています．

批判的な吟味をしながら，良い点・悪い点を医療従事者が伝えることが重要だね

JCOPY 498-22304

まとめ

- 糖質制限食は実行しやすい，実感しやすいといった点に加え，リスクについての情報提供がほとんどないことが流行の一因かもしれない

- 科学的根拠に基づき，正しくリスクとベネフィットについて判断するようにしよう

- 患者さんや一般の方が自分自身で健康に関連するリスクとベネフィットを判断することは難しいため，医療従事者が正しく伝えよう

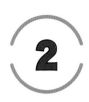

2 日本人の理想的な糖質摂取割合は？

日本人での糖質摂取割合と死亡リスクは？

　食物繊維のエネルギーは 1 g あたり 0〜2 kcal であるため，1 日のエネルギーに占める炭水化物はほぼ糖質です．炭水化物摂取割合と死亡リスクとの関係から理想的な糖質摂取割合を考えてみましょう．炭水化物を糖質に置き換えて考えると，第Ⅲ章に出てきた PURE study の結果，**世界全体で最も死亡リスクが低かったのは，1 日のエネルギー摂取量に占める糖質の割合が最も少ない群 (46.4%) でした**．ちなみに脂質の割合では最も多い群 (35.3%) で死亡リスクが最も低くなっていました．また，たんぱく質の割合は 16.9% の群が最も死亡リスクが低い結果でした．しかし，日本人への適応を考える際に注目すべきは，全体の結果よりアジア地域での結果です．この研究ではアジア地域と非アジア地域で分けて，それぞれの地域で限定した解析もされています．

　ヨーロッパを含めた非アジア地域では糖質の割合が一番少ない Q1 群 (43.0%) でハザード比が最低値で，糖質の割合が増加するほど死亡リスクが上昇する傾向にありました．一方，**アジア地域では糖質の量が一番少ない群が最も死亡リスクが低いかというとそうではなく，ハザード比だけで判断すると一番糖質の割合の少ない Q1 群 (50.4%) ではなく，Q2 群 (58.8%)，Q3 群 (64.9%) の方が死亡リスクは低くなっていました**[1]．また，非アジア地域では脂質の割合が一番多い Q5 群 (36.9%) でハザード比が最も低値でしたが，アジア地域では脂質についても同様の傾向はあるものの，ハザード比だけで判断すると一番脂質の割合の多い Q5 群 (33.5%) より，Q4 群 (26.5%) の方が低くなっていました．

JCOPY 498-22304

アジアと欧米ではやっぱり理想的な食事にも違いがあるんだね

　さて，この結果を踏まえるとどうでしょうか？　人種の違いなども考慮すると，ヨーロッパや北米を含めた全体の結果をそのまま日本人に適応することは難しく，参考になるのは中国やアジア地域での結果だと思います．PURE study の研究から考えると，アジア地域では糖質を中心にみれば 55〜65％程度がよく，脂質を中心にみれば 25〜35％がよいかもしれません．もちろん，国の事情は様々で，食生活や生命予後にも大きな影響を与えている可能性も否定できません．さらに観察研究としての交絡因子の調整を含めた限界点などもありますが，観察研究の限界というだけでなく，人種や食文化の違いからもその適応には慎重にならざるを得ません．日本は欧米よりも糖質摂取量が多い国であり，その点からも糖質を制限することになると欧米人より食生活はさらに変化すると考えられ，実行や継続性の点でも困難を伴いそうです．そして，無理に極端な制限をやろうとすれば患者さんの食べる楽しみを奪う可能性があるので慎重に行いましょう．

　日本人の理想的な栄養摂取割合を考えるためには日本人での研究結果も必要です．日本からも日本人を対象に炭水化物と心血管死や全死亡との関係をみた研究が報告されています[2]．この研究では女性において糖質の割合が 72.7％の群より 51.5％の群で心血管死や死亡のリスクが有意に低いことを報告しています．糖質制限とまではいえませんが，日本人でも糖質を 50％程度にすることの有益性はあるかもしれません．ただし，糖質を少なくすればするほどよいかというとそういうわけでもなさそうで，先ほどの PURE study や上記の日本での研究を含めたメタアナリシスの結果では，糖質摂取割合が 40％未満でも，70％より多くても死亡リスクが高くなっていました[3]．

　以上を総合的に考えて，一般的な日本人に勧められる栄養摂取比率として炭水化物（糖質）50〜60％，たんぱく質 15〜20％，脂質 25〜35％くらいが妥当かと思います．

まとめ

🌰 欧米とアジアでは理想的な糖質摂取割合が異なる

🌰 日本人では炭水化物（糖質）50〜60%，たんぱく質 15〜
20%，脂質 25〜35%くらいが理想的

参考文献

1) Dehghan M, et al. Lancet. 2017; 390: 2050-62. `PMID`: 28864332.
2) Nakamura Y, et al. Br J Nutr. 2014; 112: 916-24. `PMID`: 25201302.
3) Seidelmann SB, et al. Lancet Public Health. 2018; 3: e419-e428.
   `PMID`: 30122560.

IV

糖質制限食を再考する

3 健康的に痩せるために 必要なことは？

理想的な BMI は？

　BMI というのは「体重（kg）÷身長（m）÷身長（m）」で算出される指標で，日本人では BMI≧25 を肥満としています．では理想的な BMI はいくつぐらいでしょうか？　これについては BMI と死亡率との関係を知っておく必要があります．比較的最近 BMI と死亡リスクを評価したメタアナリシスの結果があります[1]．その研究での東アジアにおける結果などを参照にすると，**日本人では BMI 20〜25 程度が最も死亡率が低い**と考えられています．ただし，年齢が若いほど BMI 上昇とともに死亡リスクは急激に高くなっていきますが，年齢が進むと徐々にその上昇は緩やかとなり，BMI 25 以上でも死亡リスクの上昇は認めにくくなります．

　日本人を対象にした短報でも，75 歳以上の高齢糖尿病患者では BMI の上昇にともなうリスク増加は認めず，逆に BMI 低値が心血管リスク上昇と関連していました[2]．75 歳以上の後期高齢者では，多少の肥満があっても安易に体重減少を考えなくてよいかもしれません．**高齢者では肥満より注意すべきは痩せであり，特に BMI＜18.5 は要注意**です．

　ただし，BMI のみの肥満の評価には不足している情報があります．BMI だけでわからないのが体格・体組成です．BMI が大きいと同時に体脂肪量も多いことが通常ですが，必ずしも全例その通りとは限りません．日本では BMI 25 を超えると肥満とされますが，BMI 27 でも脂肪量は少ない人もいますし，BMI 23 程度でも内臓脂肪蓄積が目立つ人もいます．BMI より体脂肪量や内臓脂肪量が重要という報告[3]もあり，**BMI だけでなく内臓脂肪にも注目**しましょう．

痩せるための理想的な食事は？

　前述した糖質制限食の臨床試験に関しては短期的には大きく痩せるけれども長期的には継続が難しいという結果が認められました．糖質制限食は大きくリバウンドすることで他のエネルギー制限食・低脂肪食と減量効果に大きな違いがないという結果もありましたが，もうひとつ重要な研究があるのでその研究をみてみましょう．

> 栄養摂取割合の異なる食事での 2 年間の体重の変化[4]
> 4 つのプログラムを組んだ介入試験
> N Engl J Med. 2009; 360: 859-73.

　アメリカの過体重・肥満者を対象に炭水化物・たんぱく質・脂質の組成を変えた 4 つの減量プログラムを組んだ介入試験があります[4]．参加者は64％が女性，平均年齢51歳，BMI 33，体重93 kg，エネルギー摂取量1,966 kcal，炭水化物の割合45％でした．対象者はそれぞれの活動量レベルなどを考慮して算出したエネルギーから 750 kcal 下げたエネルギー摂取量を指示されました．栄養摂取比率は（炭水化物/たんぱく質/脂質％）で（65/15/20％），（55/25/20％），（45/15/40％），（35/25/40％），の組成で減量効果に違いがあるかランダム化比較試験で調査されています．結果ですが，追跡期間2年間，追跡率約80％でいずれの食事療法でも減量効果に差は認めませんでした．やはりエネルギー摂取量を減らすことは，糖質制限食でも低脂肪食でも，いずれの組成でも減量には効果的であり，組成の違いで大きな違いはないことがわかりました．また，最初の 6 ヵ月間でだいたい 6.5 kg 程度減量した後，徐々に体重がベースラインに近づいていきました．この研究以外

にも多くの研究で食事療法は最初の 3〜6 ヵ月を減量のピークとしてその後はリバウンドを認めることから，長期的にその食事療法を継続できるかがポイントになりそうです．この研究では頻回の食事指導や栄養教室参加の回数が多いほど体重減少効果が高い可能性も示唆されていますので，継続するためのヒントになるかもしれません．

ここがポイント

- ☑ エネルギー摂取量を減らすことは減量に有効であり，栄養摂取比率の違いによる 2 年間の減量効果に差はない
- ☑ ほとんどの食事療法は開始から 3〜6 ヵ月を減量のピークとして，その後はリバウンドすることが多い

食事療法でどのプログラムが減量によいかメタアナリシスもされていますが，糖質制限食が絶対ではなく低脂肪食などいずれの食事プログラムでも減量には効果的で大きな違いはなく，本人が継続しやすい方法でエネルギー摂取量を減らすことがよいといえます[5]．結局はエネルギー摂取量をどのような形で減らし継続するかということです．炭水化物の割合が 60％弱の日本人にとっては，欧米の研究に出てくる糖質制限食はもちろんのこと，低脂肪食ですらいつもの食事より糖質を控える食生活になりそうです．食事指導などを通じて本人のモチベーションを維持し，生活パターンや嗜好を取り入れながらエネルギー摂取量を減らす指導を継続することが大事です．

また，1 日のエネルギー摂取量に占める糖質摂取割合が 40％を下回る場合は死亡リスクを高めてしまう可能性が示唆されています．そのため，減量を求めていった結果，糖質摂取割合が 40％を下回るような状況にはならないように注意したいところです．そして，理想的な BMI を必ずしも目指す必要はなく，肥満で減量が必要であってもまずは 1〜2 kg の減量を目標に，その後は代謝状況などを見ながら考えていけば大丈夫です．

● 日本人は BMI 20～25 がもっとも死亡リスクが低い

● 内臓脂肪蓄積や高齢者の痩せにも注意

● 栄養摂取比率に関わらずエネルギー摂取量を減らすことが減量には重要

● 継続的にエネルギー摂取量を減らすためにはそれぞれにあった健康的な食事療法が必要

参考文献

1) Global BMI Mortality Collaboration, et al. Lancet. 2016; 388: 776-86. PMID: 27423262.
2) Tanaka S, et al. J Clin Endocrinol Metab. 2014; 99: E2692-6. PMID: 25202816.
3) Padwal R, et al. Ann Intern Med. 2016; 164: 532-41. PMID: 26954388.
4) Sacks FM, et al. N Engl J Med. 2009; 360: 859-73. PMID: 19246357.
5) Johnston BC, et al. JAMA. 2014; 312: 923-33. PMID: 25182101.

IV

糖質制限食を再考する

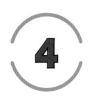

お勧めの減量方法・生活習慣は？

具体的にはどうすればよい？

　肥満で痩せる必要がある方は1日のエネルギー摂取量を継続しやすい方法で減らしましょう．とは言うものの，それがなかなか難しいのはご存じの通りです……．もちろん人それぞれ趣味嗜好が異なるため一概には言えませんが，ひとつの減量方法としては以下のようなやり方があります．

　糖質制限食では糖質を控えるという意識だけでエネルギー摂取量が大きく減ることは，エネルギー摂取量を減らすための1つのヒントのような気がします．さらに1日のエネルギー摂取量に占める糖質摂取割合が多い日本人はやはり糖質に注目することから始めるとよいと思います．糖質を十分に減らす余力がある日本人は多く，筆者も肥満や糖尿病がある場合は糖質摂取割合を50％程度までは減らすことを推奨しています．ただし，糖質を1日20〜130gに控えるといった糖質制限食ではなく，過剰な糖質を中心に減らすという対応で十分です．1日のエネルギー摂取量に占める炭水化物（糖質）摂取割合が50％程度までは少なくとも安全に減らせると思ってよいです．

　たとえば，減量のためにエネルギー摂取量を1日1,400〜1,500 kcal程度まで減らす場合でも，糖質180〜200g程度は摂取しましょう．糖質摂取割合40％を下回らないためにも少なくとも糖質140g以上は確保したいところです．もちろん，そもそも糖質が過剰ということはそれだけ糖質が好きな方でもあるので，今後の継続性を考えるとどの程度糖質を控えられるかは個人個人でかなり違います．また，身長やもともとのエネルギー摂取量などにもよりますが，1日1,400〜1,500 kcal程度のエネルギー摂取は継続性を考えると最低限必要かと思います．肥満の方は1日2,500〜3,000 kcal程度摂取していることもよくありますので，それより1,000 kcal程度少ないエネル

ギー摂取量にするだけでも大きな変化です.

> 確かに日本人は糖質の摂取量が多いから，糖質に注目する
> のがポイントになりそうだね

① 加糖飲料やお菓子などの間食をやめる

「糖質の過剰摂取に御用心」のところで示したように，ソフトドリンクなどの加糖飲料が増えるほど多くの疾患や死亡のリスクが高まることが報告されています．そのような**リスクを減らす意味でも加糖飲料をやめることは重要**です．肥満の方が加糖飲料を摂取されていることはよくありますので，痩せようとするのであればまずは加糖飲料をやめることから始めましょう．**経験上，加糖飲料がやめられない状況ではまず痩せられませんし，逆に加糖飲料をやめるだけで減量や血糖値が著明に改善**する方は多いです．また，人工甘味料入りの飲料もリスク回避の点からはやめることが望ましいです．ただし，加糖飲料をやめる代わりにカロリーゼロ・糖質ゼロのソフトドリンクを摂取したい場合，減量や血糖値の改善といった大きなベネフィットが得られそうであれば多少は許容しましょう．

どうしてもの時の間食は？

アイスやスナック菓子など間食によってしばしば糖質やエネルギー摂取量が過剰になることも多いです．加糖飲料だけでなく間食をやめることも目指したいところです．どうしても途中でお腹が空いたときには，**ナッツがおすすめ**です．ナッツは脂質が多く太るというイメージが先行しがちですが，**ナッツの摂取量が増えると体重増加や肥満のリスクが低下する可能性**も示唆されています[1]．毎日30 g弱（片手に盛れる程度）のナッツを摂ることで血糖値の改善だけでなく，痩せる可能性，また，死亡や心血管イベントのリスクを低下させる効果も期待できます[2]．なぜナッツは脂質やエネルギー量が多いのにもかかわらず痩せるのかも研究されていて，**生体ではナッツのエネルギーが全て利用されるわけではない可能性**が示唆されています[3, 4]．不飽

和脂肪酸や食物繊維の豊富なナッツに悪い点はあまり見当たりませんが，有塩のタイプは食べ過ぎると塩分の過剰摂取になる可能性があるので注意しましょう．もちろん無塩のものもあります．スーパーやネットでミックスナッツ（アーモンド，くるみ中心のものが多い）が売られていますので入手は容易です．ナッツは炭水化物の代わりに摂取するもよし，追加で摂取するもよし，どうしてものときの間食にするもよし，と活用の幅は広いです．

　また，コンビニやスーパーで売られている糖質・エネルギー量を控えた食品を利用することも効果的です．「ロカボ」と表示されている食品もしばしば目に入ってきます．どのように糖質・エネルギー量を控えているかは食品にもよりますが，しばしば食物繊維が利用されています．食物繊維が不足している現代人にとって食物繊維を補充でき，なおかつ糖質・エネルギー摂取量が控えられる点ではお勧めできます．さらに食物繊維が豊富な食品は腹持ちも良く空腹感も減らせるので，どうしてものときの間食に食物繊維が豊富な食品を選ぶのは大変理に適っています．食物繊維の質の問題，食物繊維の効果の個人差，人工甘味料や加工食品の是非などまだまだこれからの研究結果を待たなければならない点はありますが，過剰な糖質・エネルギー摂取を考えるとこのような食品のベネフィットはそれなりに大きいと思います．

どうしてものときのナッツや食物繊維が豊富なロカボ食品は減量のサポートにつながりそうだね

② 主食を控え，できれば全粒穀物に変える

　加糖飲料や間食に対して取り組んだうえで，次に注目すべき点は日々のごはん，パン，麺といった主食，じゃがいもなどの糖質の多い食品です．これらが大好きという日本人は非常に多いので，主食などを控えめにしつつ，全体のエネルギー摂取量を抑えましょう．もともと大盛りにしていたごはんを少なめにするだけでも大きく違います．また，主食を控えめにした際に物足りなければ豆類，野菜，魚といった食品などを追加するのも悪くないです．さらに，主食を玄米，全粒粉のパンやパスタ，ライ麦パンなどの全粒穀物に

するのもおすすめです．全粒穀物は食物繊維が豊富で，これら精製されていない食品の摂取は体重増加しにくい可能性が示唆されています[5]．前述のナッツのように食物繊維が豊富な食品は表示どおりのエネルギーが生体で利用されているわけではないのかもしれません．このあたりは更なる研究を待ちましょう．

全粒穀物に変えたうえで主食の量を控えめにできれば一番良さそうだね

③ 食物繊維の多い食事を常に意識する

くどくて恐縮ですが，糖質を控えようとすると食物繊維が減りやすいため，食物繊維は意識して摂取しましょう．日本人の食事には比較的糖質が多く，食物繊維が少ないといった背景からも，この点は常に意識したほうが良いように思います．何も意識せずに糖質やエネルギー摂取量を減らそうとすると少ない食物繊維の摂取量が更に減る可能性があります．以前の研究結果からも食物繊維は最低でも1日20g以上は確保したいところです．全粒穀物や先ほどのナッツなど食物繊維が豊富な食品は腹持ちが良く，空腹感が紛れます．メインの食事や間食などで食物繊維を十分に摂り，空腹感が出にくい状況を作ることで，全体の食事摂取量が減らせる可能性も大いにあります．

ただでさえ摂取量の少ない食物繊維が糖質を控えようとすることでさらに低下することは防ぎたいね

①～③を中心に，全体としてのエネルギー摂取量を減らすことをお勧めします．これだけでいいの？　と思うかもしれませんが，簡単であればあるほど継続しやすいです．たとえどれか1つだけになったとしてもベネフィットを期待できる内容であるためその実践を応援しましょう．たんぱく質や脂質については，基本的にはその質の改善が中心になります．赤い肉（牛肉，豚

JCOPY 498-22304

肉のことで鶏肉は含まない）やハムやソーセージといった加工肉を減らしたり，肉ではなく魚を多くしたり，使う油をオリーブオイルにしたりすることは過去の臨床研究の結果からは推奨できます．もちろん**たんぱく質や脂質も過剰な場合など減らせるところは減らす**ことが望ましいです．また，多くの疾患を減らし死亡リスクを下げてくれるため**野菜をしっかりと摂る**ことは大事ですが，じゃがいも，とうもろこしといった糖質の多い野菜はそれなりにエネルギー摂取量も増えていくので避けておきましょう．

　色々と求めれば求めるほど大変になり，また，**普段の生活から推奨する内容が離れれば離れるほど実践が困難になる**ため，そのあたりは個々に対応を変え，**まずはできることから少しずつ変化させていければよい**と思います．

　また，加糖飲料や間食などなく糖質の摂取量自体がそもそも過剰ではない人（例えば，最初から糖質摂取割合が 50％前後の人）の肥満改善に対しては本人と相談し，どうやって全体としてのエネルギー摂取量を減らせるか話し合いましょう．そのような場合も全粒穀物に替えたり食物繊維の摂取量を意識したりすることは同様にお勧めできる内容です．

おすすめの食生活のまとめ

　肥満者におすすめの食生活をまとめます．

肥満者にオススメの食生活まとめ

◎**糖質を 50％程度に控え，エネルギー摂取量を減らす**
- **加糖飲料や間食をやめる**
  ※どうしても間食：ナッツかロカボなど糖質・エネルギーを抑えた食品
- **主食を控え，可能なら全粒穀物にする**
- **食物繊維の多い食事を常に心がける**
- **たんぱく質・脂質の質改善，野菜を積極的に食べる**

また，肥満がなくても糖尿病があり血糖値が問題になっている場合はやはり糖質を控えめにすることを推奨します．肥満のある場合と同じく，糖尿病があれば糖質を控えめにして，糖質（炭水化物）50%，たんぱく質15〜20%，脂質30〜35%くらいが理想的です．**あくまで「厳格な糖質制限」ではなく「現状より糖質を控える」**ことです．**肥満がない糖尿病患者さんの場合は「肥満者におすすめの食生活」からエネルギー摂取量を減らす点を削除した食生活**がお勧めです．

過剰な糖質制限にならないか？

糖質を控えすぎて，問題にならないかシミュレーションしてみましょう．研究結果からも糖質摂取割合が40%を下回ることは避けたいところです．

例えば，1日のエネルギー摂取量2,500 kcal程度で，炭水化物（糖質）60%，たんぱく質15%，脂質25%の肥満の方がいたとします．この場合，糖質の摂取量は計算上375 g程度です．その方が頑張ってまずはソフトドリンクや間食などを控えて，仮に糖質だけ100 g（400 kcal）減らしたとします．食事としてはエネルギー摂取量2,100 kcal程度，糖質275 gとなり，糖質摂取割合は52%程度です．さらに頑張って，糖質を75 g（300 kcal）減らし，たんぱく質や脂質の変化もあわせてエネルギー摂取量を1,600 kcalまで減らしたとします．糖質は200 gなので，糖質摂取割合は50%程度です．

このように**「現状より糖質を減らす」**といった緩やかな対応であれば糖質摂取割合が過剰に低下することはほとんどありません．もちろんいきなり3食の主食をやめるといった極端なことをすれば別ですが，そのような**極端な変化は長続きしにくいのでやめたほうがよいです**．また，糖質摂取割合が40%を下回る変化が起こりやすいのは糖質制限食のように摂取する**「糖質そのものを制限する」**（例えば，1日糖質20〜130 gに制限）といった場合です．実際にはそこまで厳格に実践・継続できるのかといった別の問題もありますが，推奨する際にはある程度実践した際のリスクについても想定しておく必要はあると思います．

JCOPY 498-22304

食事のエネルギー量や糖質の摂取割合を具体的に管理できる人は少ないとは思いますが，現状より過剰な糖質を減らすといった上記の改善であれば安全に減量できると思います．管理栄養士の方はやはり知識や経験が豊富なので，そのサポートが得られるようであれば最高の環境です．可能であれば管理栄養士の方に食事指導を受けながら減量に励みましょう．

> **ここがポイント**
> ☑ 現状より減らすといった「糖質控えめ」が大事
> ☑ 「厳格な糖質制限」はしない
> ☑ 管理栄養士は最高のサポーター

肥満のない場合にお勧めの食生活

　ちなみに肥満のない人にも以下のような点は推奨できます．

　原則として肥満がなければエネルギー摂取量の制限は不要です．栄養摂取割合としては糖質（炭水化物）50〜60％，たんぱく質15〜20％，脂質25〜35％くらいが理想でしたが，これは一般的な日本人の摂取割合に近く，健康的な食事内容を意識するだけで十分だと思います．こちらも簡単な推奨にはなりますが，継続性を考えるとまずは下記から開始できればよいと思います．

> **非肥満者にオススメの食生活まとめ**
> ◎ 糖質50〜60％で，エネルギー摂取量の制限は不要
> • 加糖飲料をやめる
> • 可能なら全粒穀物にする
> • 食物繊維の多い食事を常に心がける
> • たんぱく質・脂質の質改善，野菜を積極的に食べる

最後になりますが，上記の内容はいずれも疾患や死亡リスクを減らすという点から推奨できる内容です．肥満の有無にかかわらず，食事は生活の中の楽しみだと思いますし，趣味嗜好もそれぞれ異なります．そのため本書を参考に，それぞれが健康と食事のバランスを考え，実践するかどうかを検討いただければよいと思います．

「現状より糖質を減らす」ことは「糖質そのものを制限する」よりリスクを回避して健康的に肥満改善が目指せそうだね

運動はどうする？

運動は食事に比べて全体としての減量効果は小さいですが[6]，内臓脂肪をしっかり減らします[7]．前述のように BMI だけでなく体格・体組成も心血管リスクを考えるうえで重要であり，多くの疾患と関連する内臓脂肪の減少は皮下脂肪を減らすことより大事なことです．実はこの内臓脂肪，食事療法でも運動療法でも体重減少とともに減りますが，運動をするとたとえ体重は減っていなくても内臓脂肪を減らせることが示されています[8]．皮下脂肪はなかなか減りにくいのですが，多くの疾患で問題となる内臓脂肪は数週間頑張るだけでも減ってくるので，頑張った分だけ効果を実感しやすいと思います．

食事や運動を頑張ると，最初にお腹周りから効果を実感できるんだね

運動しなくても痩せればよいの？

例えば，運動しないで食事のエネルギー摂取量を減らし 10 kg 減量したらどうでしょうか？　何となく痩せてうれしいと思うかもしれませんが，脂肪

だけ 10 kg なくなったわけではありません．特に運動せずに痩せた 10 kg には**筋肉量の減少が大きく寄与**している可能性があります．この減量には落とし穴があり，基礎代謝も大きく減り，簡単に言うと以前よりも太りやすい身体になっている可能性があります．たとえ以前ほど食べていなくても体重が元通りになってしまうこともあるでしょう．もちろん減量に伴い基本的には筋肉量は減ってしまいますが，その**筋肉量の減少を最小限にして体重を減らすことが減量のポイント**になります．運動をしっかりしながら，内臓脂肪を減らし，筋肉量をなるべく減らさずに痩せることが理想的な減量方法です．運動による代謝改善などのベネフィットだけでなく，痩せた状態を維持しリバウンドをしにくい身体を目指しましょう[9]．肥満で痩せる必要がある人には単にエネルギー摂取量を減らすだけでなく運動も併用することで筋肉量を維持しながら内臓脂肪を減らすことを意識してもらいましょう．

　そもそも肥満があってもなくても，運動は死亡や心血管イベントのリスク低下，糖・脂質代謝の改善，降圧，骨折リスク減少，心肺機能や認知機能の改善など書ききれないくらい多くの好影響があり，**可能であれば全ての人が運動をできる限り積極的に取り入れましょう．**運動も食事と同じように，現状より少しでも何かできることを実行することが重要です．**毎日8,000歩程度のウォーキング**[10]だけでなく，**週に1回だけの運動**[11]，また，**たとえ座位の時間を減らす**[12]だけでも効果が期待できます．活動量が少なければまずは少しでも増えるように積極的に動きましょう．

 単に見た目だけの減量ではなく健康的に痩せたいね

🌰 減量は，
① 加糖飲料や間食を控える
② 主食を減らし全粒穀物に変える
③ 食物繊維を常に意識する
を中心にトータルのエネルギー摂取量を控えよう

🌰 減量時のどうしてもの間食にはナッツやロカボ表示の食品がお勧め

🌰 加糖飲料をやめる，全粒穀物や食物繊維を多くする，たんぱく質・脂質の質改善，積極的な野菜摂取，運動などは全ての人に共通してお勧め

参考文献
 1) Liu X, et al. BMJ Nutr Prev Health. 2019; 2: 90-9. PMID: 33235963.
 2) Bao Y, et al. N Engl J Med. 2013; 369: 2001-11. PMID: 24256379.
 3) Flores-Mateo G, et al. Am J Clin Nutr. 2013; 97: 1346-55. PMID: 23595878.
 4) Nishi SK, et al. Mayo Clin Proc. 2021; 96: 2386-97. PMID: 33853731.
 5) Koh-Banerjee P, et al. Am J Clin Nutr. 2004; 80: 1237-45. PMID: 15531671.
 6) Boulé NG, et al. JAMA. 2001; 286: 1218-27. PMID: 11559268.
 7) Sabag A, et al. Diabetes Metab. 2017; 43: 195-210. PMID: 28162956.
 8) Ross R, et al. Ann Intern Med. 2000; 133: 92-103. PMID: 10896648.
 9) Miller WC, et al. Int J Obes Relat Metab Disord. 1997; 21: 941-7. PMID: 9347414.
10) Paluch AE, et al. Lancet Public Health. 2022; 7: e219-e228. PMID: 35247352.
11) O'Donovan G, et al. JAMA Intern Med. 2017; 177: 335-42. PMID: 28097313.
12) Biswas A, et al. Ann Intern Med. 2015; 162: 123-32. PMID: 25599350.

おわりに

　糖質制限食の良い点と悪い点を現在までにわかっているエビデンスをもとに記載させていただきました．さらに，糖質や食物繊維の点から注意したい食生活についても言及させていただきました．臨床研究の結果からも，ほどほどに糖質を控えることや食物繊維を常に意識することは健康的な食生活の基本だと思います．ここで注意していただきたいことは，糖質を控えれば控えるほど良いというわけではないこと，また，糖質を控えようとするほど食物繊維の摂取量が減ってしまう可能性があるということです．最近糖質を不要なものと扱い，糖質だけに注目して過度な糖質制限食を推奨する本やテレビが非常に多くなってきています．すぐに効果を実感しやすいこともあり，多くの人が実践し，推奨してきた医療者も少なくありません．しかし，本当に一般的に強く推奨して良い食事でしょうか？　糖質制限食には長い歴史がありますが，近年臨床研究によってそのリスクとベネフィットが科学的に明らかになりつつあります．そして，本書は現在までにわかっている糖質制限食の短期的な効果だけでなく，長期的なリスクにもスポットライトをあてさせていただきました．残念ながら糖質制限食を推奨する人の多くは短期的な減量や代謝改善とそれを説明する病態や機序を強調するだけです．わかってきた長期的なリスクは想定内のようにも思えますが，そのような不都合な研究結果を知ってか知らずか取り上げることはほとんどありません．食事指導を受ける患者さんや一般の方には，短期的な有効性だけでなく可能性のある長期的なリスクも理解したうえで糖質制限食を判断してもらいたいと切に願います．もちろん研究結果に絶対はありません．また，食事そのものが楽しみでもあり，嗜好も人それぞれ異なるため，最終的に決めるのは各自の自由です．ただし，糖質制限食の有効性だけを盲信し，苦しみながら糖質制限食を実践している人がいるならば，非常に気の毒です．我々医療従事者にとって今あるエビデンスを偏りなく患者さんや一般の方に伝えることも重要な役割です．本書が皆様にとって糖質制限食の良い点，悪い点を考えるきっかけになれば大変嬉しく思います．

JCOPY 498-22304

索 引

辻本哲郎 (つじもと てつろう)

糖尿病・代謝領域のさらなる発展・向上のため日々臨床や研究に邁進中. 自身も食べることが好きであり, 患者さんには無理のない食事指導を心掛けている.

略歴:

2005　　　　金沢大学医学部卒
2005-2007　国立国際医療センター（現 国立国際医療研究センター）初期研修医
2007-2008　国立国際医療研究センター　総合診療科　レジデント
2008-2010　国立国際医療研究センター　糖尿病・代謝・内分泌科　レジデント
2010-2012　国立国際医療研究センター　糖尿病・代謝・内分泌科　フェロー
2012-2019　国立国際医療研究センター　糖尿病内分泌代謝科　医師
2020-2023　虎の門病院分院　糖尿病内分泌科　医長
2023-　　　虎の門病院分院　糖尿病内分泌科　部長

専門医・資格:

- 日本内科認定医, 日本内科学会総合内科専門医・指導医
- 日本糖尿病学会専門医・指導医
- 日本内分泌学会専門医・指導医
- 日本高血圧学会専門医・指導医
- 日本糖尿病・生活習慣病ヒューマンデータ学会評議員
- 医学博士（甲）
- 臨床研修指導医

代表的な著書:

- 『できる！糖尿病診療』（南江堂）
- 『みんなの臨床研究・論文作成』（医学書院）

これだけは知っておきたい

糖質制限食のエビデンス　　　　　　　　　　　　Ⓒ

発　　行　2023 年 4 月 25 日　　1 版 1 刷

著　　者　辻　本　哲　郎

発 行 者　株式会社　**中 外 医 学 社**

　　　　　代表取締役　青　木　　滋

　　　　　〒 162-0805　東京都新宿区矢来町 62
　　　　　電　　話　　03-3268-2701（代）
　　　　　振替口座　　00190-1-98814 番

印刷・製本/三報社印刷（株）　　　　　　　　　〈HI〉
ISBN 978-4-498-22304-2　　　　Printed in Japan